国家级名老中医药专家经验集

钟以泽教授临证外治经验集

ZHONGYIZE JIAOSHOU LINZHENG WAIZHI JINGYANJI

米雄飞 ◉ 主编

U0255064

四川科学技术出版社

图书在版编目（CIP）数据

钟以泽教授临证外治经验集／米雄飞主编. —成都：
四川科学技术出版社，2024.5
（国家级名老中医药专家经验集）
ISBN 978-7-5727-1347-7

Ⅰ. ①钟… Ⅱ. ①米… Ⅲ. ①中医外科学-中医临床
-经验-中国-现代 Ⅳ. ①R26

中国国家版本馆 CIP 数据核字（2024）第 096846 号

国家级名老中医药专家经验集

钟以泽教授临证外治经验集

主　编　米雄飞

出 品 人　程佳月
责任编辑　夏菲菲
责任出版　欧晓春
出版发行　四川科学技术出版社
　　　　　成都市锦江区三色路 238 号　邮政编码 610023
　　　　　官方微博：http：//weibo.com/sckjcbs
　　　　　官方微信公众号：sckjcbs
　　　　　传真：028-86361756
成品尺寸　185mm × 260mm
印　　张　11
字　　数　220 千
印　　刷　成都一千印务有限公司
版　　次　2024 年 5 月第 1 版
印　　次　2024 年 5 月第 1 次印刷
定　　价　58.00 元

ISBN 978-7-5727-1347-7

邮　　购：成都市锦江区三色路 238 号新华之星 A 座 25 层　邮政编码：610023
电　　话：028-86361758

本书编委会

主　编　米雄飞

副主编　肖　敏　郝平生　史兰辉　李天浩　余　曼

编　委　李春霄　李　煜　葛孝培　陈新龙　罗娜娜

　　　　　原　凡　张玉珍　李景春　刘　凤

前　言

　　钟以泽，男，生于四川省内江市，大学本科学历，主任医师、教授、硕士生导师。1963年9月毕业于成都中医学院（现成都中医药大学）医学系，毕业后即留成都中医学院附属医院中医外科（现皮肤科）工作至今。先后担任过中医外科教研室主任、附属医院大外科主任、皮肤科主任。现为四川省首届十大名中医、国家名老中医师带徒导师，享受国务院政府津贴专家。曾系中华中医药学会外科学会委员、中华中医药学会科学技术奖评审专家、乳腺病专委会副主任委员、外治法专委会副主任委员，四川省中医药学会常务理事、四川省中医学会外科专委会名誉主任委员、成都中医药学会常务理事、外科专委会主任委员。

　　钟老出生于世医之家，祖父、大叔、父亲皆从事中医诊病，并经营药店。祖父擅长儿科，大叔擅长内科，父亲擅长内科、妇科。由于环境关系，钟老从小对中药就有所认识。钟老在读小学一年级时，曾得过一次重病，昏迷，颗粒不进，当时家人都认为危在旦夕，可能没有希望了，其祖父也没有多大把握，试过各种办法后竟奇迹般治好了，他获得了第二次生命，这些无形中使钟老对中医药产生了兴趣。初小毕业后父亲有意让钟老继承家业，并请了一位私塾老师，将村里同龄孩子一起读私塾，学习《四书五经》《论语》等。老师每天布置作业，第二天还要交给老师审批，在此期间，叫他学习《医学三字经》。开始初涉中医书籍，同时在药店学习一些药物的炮制和咀片的切法。钟老回忆道，印象中最深的是：黄柏用米汤浸后卷曲成卷条状；芍药切成纸一样薄，随风可以吹起来；厚朴切时要涂上植物油；父亲开药方均写油朴等。在当地，祖父、大叔和父亲还有点名气，称其祖父为钟小儿，称大叔为大老师，称父亲为二老师，尤其是钟老的大叔，除了在他们自己经营的药店坐诊外，其余时间都是在乡间送医上门。钟老的祖父、大叔、父亲医德高尚，对病员体贴入微，经常遇到病员没钱抓药的情况，他的父亲仍然把药给病员，从无贫富之分，这些使他幼小的心灵受到很深的熏陶，在钟老心中也树立了致力学医的志向。后来，父亲认为还是应该继续读书，多学些知识，因而钟老在小学复读一年后，考入初中、高中。高考时，巧逢成都中医学院面向社会第一次招生，钟老第一志愿便是报考中医学院，最终实现了个人心愿，考入成都中医学院。当时学院办学条件较差，没有教材，一边上课，一边发油印的教本，而且是零散地发放，最后装订成册，学完一期课，他们临床课仅学了一点针灸知识。1958年，派他们到川北青川、平武等地搞梅毒的调查和防治工作，虽然当时工作和生活都很艰苦，但钟老依然坚守自己的岗位。作为一名医学生，未来的医务工作者，他第一次体验到怎样当好一名医生，该如何对待自己的工作，怎样去关心病员，也真正了解到贫穷山区人民的疾苦以及对医药的渴望，这些对他在以后的工作道路上起到了很好的激励作用，更坚定了他学好中医药，更好地为人民解除疾苦的信心，在毕业实习阶段，钟老跟随多位老师，不仅学习了好思想，好作风，更多地学习了各位老师精湛的医疗技术和丰富的诊疗经验，为自己的医学生涯打下了良好的基础。在工作岗位上，他努力实践，只要有时间就到其他老师处虚心学习，对诊疗技术和水平的提高起到了很大的作用，同时钟老在实践中注意总结，不断探其新路。通过长期实践，钟老体会到中医治病疗效差异主要在于辨证，只要做到认证明确，辨证准确，用药得当，则可药到病除。清代名医赵濂《医门补要》说："医贵乎精，学贵乎博，识贵乎卓，心贵乎虚，业贵乎专，言贵乎显，法贵乎活，方贵乎纯，治贵乎巧，效贵乎捷。"这就是良医标准。有人说中医难学，难就难在辨证上，钟老认为，中医玄妙莫测也在于此，这也是中医学的优势、特色所在。

在从医过程中，钟老教导学生必须要有扎实的理论基础，这是至关重要的，因为理论是中医临床、科研等的指导原则，是方向。因此必须加强经典著作的学习，只有明其理，知其晓，才能达到认证明确，辨证准确，用药精当，才能取得好的治疗效果。

钟老自1963至毕业至今，已从事教学、医疗、科研60余年，积累了丰富的教学和临床经验，在治疗疾病中强调以和气血、调脏腑而达阴平阳秘。钟老著有《中医外科学》《现代中医治疗学》等书，其中《现代中医治疗学》一书获省科委及省中医管理局二等奖；撰有交流学术论文《中医药治疗脉管炎体会》《胆囊炎与痰饮》《靛玉红治疗银屑病207例临床疗效观察》《湿疹证治》《皮肤瘙痒症证治》《苦参汤外洗治疗皮肤病》《外用靛玉红治疗银屑病探讨》《胆石症辨证论治》《养阴法在外科临床应用》《浅谈臁疮的治疗》《黄褐斑中医辨证治疗规律》《皮肤溃疡60例治疗观察》等20余篇，有多篇论文获省科协、省中医学会优秀论文奖；在科研方面，钟老曾参与《化腐考肌丹工艺改革》，获省科技三等奖，主研《外伤灵治疗创伤研究》获省中医管理局三等奖，主研《强力止痒胶囊治疗变态反应性疾病》通过省中医管理局鉴定；《巴布膏研制》通过省教委鉴定。钟老在诊疗中擅长运用益气养阴法，对中医外科、皮肤科疾病的诊治有独到的见解和研究，对较多的疑难病症（如红斑狼疮、硬皮病、皮肌炎、天疱疮、脉管炎、白癜风、黄褐斑、乳腺疾病）的诊治取得了满意的效果。钟老曾到以色列、韩国进行学术交流。他不但医术精湛，而且对病员和蔼可亲，从不计较个人得失，全心全意为病员服务，求医者甚多，每日门诊量爆满，深受病员赞誉。钟老在实践中不断总结经验，创立了三皮止痒汤、三皮消痤汤和三黄固本汤等多个经验方；研制了治疗乳腺增生病的消核口服液，治疗黄褐斑的活化二号口服液，治疗白癜风的白癜酊，治疗银屑病的白疕软膏、祛银擦剂。深受病员欢迎。

海纳百川，有容乃大，先生治学亦是如此。钟老尊经而不泥古，创新而又有所本。他不但酷爱读书，而且善于思考，尤能取人之长，补己所短，并从他人教训之中，找出自己进取之路，取长补短，厚积薄发，为中医事业贡献自己的一份力量。

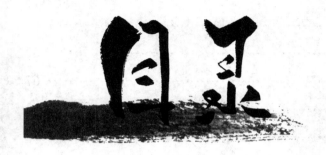

第一章 学术思想撷菁

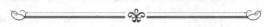

一、整体、局部并重，内治、外治并举

整体观念作为中医学理论体系中的基本特征之一，强调人体自身和人与环境之间具有统一性、完整性和联系性，是中国古代唯物论和辩证法思想在中医学中的体现。整体观念在中医学的理论体系中发挥着重要的指导作用，贯穿于生理、病理、辨证和论治的全过程。其重视人体各组成部分在结构与功能上的不可分割，生理病理上的相互影响；认为单一疾病的内涵在于整体脏腑阴阳气血的失调，而不是局限于某一脏腑、经络；医者需要运用整理观念的辩证思维才能抓住疾病的本质及规律，临证诊疗方能达到效如桴鼓。

在中医外科学中，整体观念尤其体现在内、外治并用之中。汪机在《外科理例》提出"治外必本诸内"的思想，指出"外科必本于内，知乎内，以求乎外，其如视诸掌乎""有诸中，然后形诸外。治外遗内，所谓不揣其本而齐其末"。陈实功在《外科正宗》中亦指出"医之别内外也。治外较难于治内，何者？内之症或不及其外，外之症则必根于其内也。此而不得其方，肤俞之疾亦膏肓之莫救矣"。

钟老认为，中医外科治疗方法同样受到中医整体观念和辨证论治理论的指导。他指出，虽然外科疾病的症状较为表浅，但往往是由内脏病变引起的。此外，由七情内伤引起的疾病增多，而由外感六淫引起的疾病则减少了。在疾病谱发生变化的情况下，需要更加重视内治，同时辅以正确的外治方法，以提高治愈率，更好地解决疾病复发的问题。正确选择外治方法对于临床治疗具有直接影响。《理瀹骈文·略言》有云："外治之理，即内治之理，外治之药，即内治之药，所异者法耳。"钟老强调"有诸内必形诸外"，在治疗中既要善于顾及全身，又要着重观察局部，思外揣内，审度病机。

钟老在治疗白癜风和寻常痤疮时都注重了中医的整体观念和辨证论治理论。在治疗白癜风方面，他将病情分为血虚受风型和肝肾不足型两型，注重内外合治。采用了自拟的消白酊外用治疗，同时在内治上强调活血熄风，补益肝肾，以黑胜白的原则进行治疗。在治疗寻常痤疮方面，钟老注重解决局部皮损问题，使用了中药倒膜配合三皮消痤汤的方法。同时，他也认为痤疮是内在原因导致的外在表现，应该将内治和外治结合起来，以达到标本兼顾的治疗效果。这些方法和理念都体现了中医整体观念和辨证论治的原则，具有重要的指导意义。

二、明辨阴阳，分论缓急

（一）阴阳为纲，善抓主证

"阴阳"的概念诞生于《黄帝内经》，发展于后世医家，如《疡医大全论阴阳法》云："医道虽繁，而可以一言以蔽之者，曰阴阳而已。"《外科正宗》《医宗金鉴》《外科证治全生集》等经典医书也强调了阴阳在辨治外科疾病的重要性——其不仅是八纲辨证的总纲，也是一切外科疾病辨证的总纲。钟老钻研经典，总结践行前人之言，将辨治阴阳贯穿其外治皮肤疾病之始终。在临床中，钟老以对患者的体质和病情进行全面分析来准确判断病情的阴阳虚实，根据不同的阴阳体质，选择不同的治疗方法和药物。

作为一种罕见的结缔组织疾病，硬皮病的临床表现为皮肤变硬、萎缩，甚至形成皮肤结节和溃疡。中医认为，硬皮病多属于皮痹范畴，其病机主要是脾肾不足，兼夹寒淤阻滞，辨证总体属阴证。因此，在治疗硬皮病时，钟老主张"气血双补，滋阴为本"的治疗原则，治疗以温补脾肾为基础，并行养血润血，化瘀通络。钟老常用附子、川乌、独活、艾叶以搜风散寒、温中通络，白鲜皮、透骨草以清热解毒、软坚消肿，且透骨草善治硬斑金疮；红花以活血祛瘀生新肌；木通以通利血脉关节，消肿、散结，并加料姜石以软坚治疗顽痹死肌。同时，钟老建议使用中药外用，并嘱者患以热塌法行之。即将药材煎制后，趁热以纱布浸湿药液，外敷患处，以起到温阳散寒，化瘀通络之效。钟老治疗皮痹注重内外合治，内服以滋补脾肾为主，外用中药温敷以温通散寒、活血软坚，常获良效。

（二）病分缓急，分型而治

钟老指出，皮肤病的种类多达上千种，病因复杂，治疗方法也各不相同。一般来说，急性皮肤病多由外感风湿热毒引起，而慢性皮肤病则多由脏腑功能失调所致。尽管中医外科疾病症状表浅，但其核心病机离不开内在脏腑阴阳失调。因此，在皮肤病的诊疗过程中，需要全面考虑患者的全身情况，同时也要着重审查皮损情况，进行整体与局部的辨证结合。因此，钟老遵循"外治之理即内治之理"的理念，强调了外治与内治在治疗中相辅相成的关系，这恰是中医整体观念的体现，而从治疗学角度来说，内病可外治，外治亦可疗内病。

急性皮肤病的发病原因大多与风湿热毒有关。风邪是急性皮肤病的直接致病因素，据《黄帝内经》记载，"风者，百病之始也"。风邪常常与寒、湿、热、火、毒等因素结合而引发疾病，例如荨麻疹、湿疹等过敏性皮肤病，以及麻疹、风疹等病毒性皮肤病等。湿邪也是导致急性皮肤病的常见因素之一，其产生原因包括季节性高温潮湿、住处或职业环境潮湿等，正如《素问·阴阳应象大论》所说，"地之湿气盛，感则害皮肉筋脉"。湿邪停留在上部时，面部皮肤色暗垢浊；停留在下部则会产生疮疡、脚气等症状。湿邪堆积会引发化热、生火、生燥，导致疮疡难以治愈，例如真菌性皮肤病、化脓性皮肤病、血管性疾病、代谢障碍等。正如《灵枢·痈疽》中"大热不止，热盛则肉腐"所述，热毒也是引起皮肤病的常见原因，热为火之轻，毒为火之重，因此热毒引发的皮肤病以感染性皮肤病居多。钟老审度病机，自拟清热解毒、除湿止痒、软坚散结、养血活血、温经通络等方法，并结合整体与局部辨证，采用内外治疗相结合的方法，治疗汗疱疹、扁平疣、血栓性脉管炎等急性皮肤病。

慢性皮肤病，或因失治误治，或因素体正虚，病势缠绵，日久伤及脏腑。对于病因的辨识，可以分为外感、内伤、饮食劳倦等，而辨识病性则可依据八纲、气血来区分。同时也需要察其病位及所主脏腑。《素问·阴阳应象大论》言："邪风之至，疾如风雨，故善治者治皮毛，其次治肌肤，其次治筋脉，其次治六腑，其次治五脏。"钟老通过自己的实践和总结，提出了益气养阴、止痒润燥、滋补肝肾、养精祛斑、行气活血等治疗方法，适用于斑秃、白癜风、慢性湿疹等属于慢性皮肤病的治疗。

三、首察正气，扶正祛邪

"正气存内，邪不可干"，"正气"指抗病能力以及自身调节能力和恢复能力，"邪"指各种致病因素。病有缓急之分、标本之异，急性期以祛邪为主，辅以扶正，祛邪勿伤正；缓解期以扶正为主，兼以祛邪，扶正勿助邪。攻补合理，有先后主次，使正气不伤，促进疾病恢复。

（一）祛邪不伤正，合理运用补益药物

皮肤病多责之风、湿、热、毒，在疾病早期或急性发作期，常应用清热、凉血、解毒、燥湿、化痰等方法，《黄帝内经》云："邪正相立，邪之所凑，其气必虚；人体生生之气，不可妄用苦寒，久用攻伐。"在治疗时应该预判邪气对气血津液的攻伐，合理运用补益药物，扶助正气，促进人体自我修复，改善疾病预后。如治疗湿疹、银屑病、痤疮时，钟老多在外用制剂中加用女贞子、旱莲草、生地等固护阴液，太子参、黄芪、白术等益气；治疗斑秃、掌跖角化病等属于气血瘀阻证时，为防止行气活血祛瘀药有耗伤阴血的弊端，可加用养血活血之品，如当归、生地、何首乌等。

（二）气阴双补，重在养阴

皮肤病多数为慢性疾病，常出现脏腑亏虚、气血津液不足等情况，也可能因为过度使用寒凉攻伐治疗，受到风、湿、热邪的伤害或长期的气血消耗导致。在治疗过程中，特别是在疾病的恢复期和缓解期，需要根据气血阴阳亏损的情况，采取益气、养血、温阳、调经、增水、补精等方法来扶助正气，增强体质，提高机体抗病和恢复能力。钟老根据皮肤病的发病特点，提出了"气阴双补，重在养阴"的思想，其原因有三：首先，所有的痛痒、疮疖等皮肤病都与心火旺盛有关，若火盛则会灼伤阴液，耗气伤血；其次，瘙痒是皮肤病的常见主症，往往影响睡眠，进而导致阴液耗损；最后，皮肤病因为慢性病程而消耗阴血，导致脏腑功能失调。基于此，钟老提出"益气养阴，止痒润燥"是外治中的第一治法。临床上，慢性湿疹、银屑病、鱼鳞病等慢性皮肤病常见皮肤瘙痒干燥、层层鳞屑、皲裂疼痛、粗糙增生、苔藓样变等症状，证属气阴不足、血虚生风生燥、肌肤失养，针对这种情况，钟老常选用当归饮子加减或大黄甘草汤加减外用。

（三）滋补肝肾，固护先天之本

许多慢性皮肤病的发病都与肝肾亏虚有关，如与免疫相关的皮肤病红斑狼疮、干燥综合征和白癜风等。在白癜风的静止期，白斑界清晰，白斑内的毛发变白，伴随头晕目眩、腰膝酸软、耳聋耳鸣、舌红、苔少和脉沉细等症状。钟老认为白斑的形成机理是由于久病耗伤肝肾精血，瘀血阻塞经络，新血不生，气血虚弱，肌肤失去荣养而导致变白。治疗宜滋补肝肾、养精祛斑，可采用补骨脂、菟丝子、何首乌、白芷、乌梅、刺蒺藜、红花、紫草等药物，将其浸泡于白酒中1周后，用棉签蘸少量药液外搽患处。

（四）温阳散寒，化瘀通络

硬皮病属中医皮痹范畴，瘀血始终贯穿整个疾病，系统性硬皮病若见皮损色暗紫萎缩、麻木，肢端不温，伴有倦怠、畏寒、大便次数多等阳虚寒凝的表现，钟老常以温阳散寒，化瘀通络法治之，应用附子、川乌、独活、艾叶、白鲜皮、红花、木通、透骨草等药物，水煎后趁热以纱布浸湿药液，外敷患处。

四、重视气血，引经而治

《素问·调经论》曰："血气不和，百病乃变化而生，是故守经隧焉。"气血的失调是诸多疾病发生的重要原因。经络是气血运行的通道，也是病邪传变之路径。《外科启玄》中"夫人之体者也……外有部位，中有经络，内有脏腑是也……如有疮疡可以即知经络所属脏腑也"。钟老认为，中药药浴、湿敷、中药酊剂外搽等外治法既能使药物作用于体表，又可透过皮肤孔窍、腧穴、腠理循经内传，随气血运行输布全身，达到疏通经络、调和气血的作用。

钟老提出，白癜风的病机可以用"风、虚、瘀"三个字来概括，其中发病多与情志、过度劳累等因素有关。这些因素会耗损阴血，导致气阴不足，进而引起阴虚风动、血虚生风、血瘀阻络，最终导致肌肤不荣而发生白癜风。因此，钟老自拟消白酊药酒，将药物剪碎后浸泡于市售高度白酒中并避光保存1周，然后以棉签少量涂抹于患处，每天1～2次，以皮损处发红为度。该酒剂采用紫草、红花等具有活血之性的药物，同时也寓意用药之"黑"反其皮损之"白"。钟老从现代药理学角度分析，补骨脂能提高皮肤对紫外线的敏感性，增加酪氨酸酶活性而刺激黑色素细胞的再生，使皮损不再扩大和白斑部位色素加深。菟丝子、乌梅、白芷等药物也能上调酪氨酸酶活性及黑色素生成量。使用该酊剂外涂后，可以增加涂药后紫外光照射的效果。

"发为血之余"，钟老认为，发和血密不可分。治疗脱发需要重视固本，毛发的营养来源于血，生机根源于肾气。肾主藏精，肝主藏血，二者相互关联，精充血旺才能荣养须发，使其乌黑、坚固不脱。脱发的病情常常同时伴有虚实夹杂之候，因此治疗时除了祛邪，也要时刻注重固本。基于这一观念，钟老自创了一种养血生发、疏风止痒的外用洗发方，适用于以正虚为主的脱发患者，其具体方药包括艾叶、生地、川芎、制首乌、透骨草、白芷、生姜片等。

经络是气血运行的通路，使用引经药可以帮助药物直接到达病灶。系统性红斑狼疮患者通常伴随关节肿痛，这可以归于痹证范畴。《素问·痹论篇》中说："风寒湿三气杂至，合而为痹也。"钟老援引《黄帝内经》认为，该病的病因为风、寒、湿邪侵入机体，导致机体气血痹阻不通，时间久了，皮肤、肌肉、筋、脉、骨等就会失去滋养，出现皮肤红斑、关节肿胀疼痛、遇寒加重等情况，证明是气血不足、寒凝经脉。因此，钟老常常使用养血活血、温经通络的回阳玉龙膏进行治疗。系统性红斑狼疮最容易累及手指间关节，故钟老常加用海风藤以帮助药物到达四肢，起到增强活血通经的效果。

五、专方专治，剂型多变

（一）病证结合、专方专治

钟老注重病证结合，其取舍以实用为原则。对于自身免疫性皮肤病类西医治疗效果欠佳而中医辨证施治能取得可靠成效的疾病，他主张舍病求证，以明病为先。他认为，辨病是治疗的前提，明病有利于治疗、预后与转归，而辨证是用药的依据，是中医诊治的核心。在实际临床中，疾病有内同外异或内异外同，证有同证异病或异证同病。因此，钟老强调，在分析疾病的内在本质时，应详究其由来、细查其变化，以决定"病""证"孰主孰次，切忌按图索骥、墨守成规。

在临床实践中，钟老不仅注重辨病辨证，还擅于为病证寻药。他师承有来，勤求古训，博览群书，广采众方，传承其师文琢之老先生的临证经验，集各家治病之长，再加上自己多年的临床经验，创制了一系列专治经验方。比如针对扁平疣、尖锐湿疣、传染性软疣等病毒疣，钟老自拟消疣汤，以水煎取浓汁药浴或浸泡患处，达到清热解毒、软坚散结之功效；对于冻疮、脱疽等疾病，面对患处紫红肿胀、遇冷疼痛加重的情况，钟老不囿于古方，以回阳玉龙膏加减并以水煎取浓汁药浴或浸泡患处，行养血活血、温经通络之效；对于气血瘀阻的斑秃患者，钟老使用当归、生首乌、侧柏叶、白芷、陈艾、百部、红花、石菖蒲、干姜等药物煎水外洗；而对于兼夹血虚的斑秃，则选用菟丝子、侧柏叶、生首乌、当归、补骨脂、百部、蛇床子、白芷、陈艾等药物煎水外洗。上述专方因其行之有效，目前仍广泛应用于临床。

（二）剂型治法、灵活多变

中医外治法是广大劳动人民利用自然界中各种动物、植物、矿物药在数千年的临床实践中创造的独特疗法。然而，由于时代的限制，它在药物组成、方剂有效成分的提取、剂型选择与制备等方面仍有不足之处。钟老一直认为在治疗皮肤疾病中，中医外治疗法始终占据着重要地位。因此，在中医整体观念和辨证论治理论指导下，钟老灵活地运用各种中药剂型，如煎汤熏洗、沐浴、浸泡、湿敷、酒泡中药制成酊剂外搽患处皮损，以及使用霜基质、药用黄、白凡士林调制成霜剂、软膏等。这些方法能使药物更好地透过皮肤孔窍、腧穴、腠理，进入经脉血络，输布全身，达到疏通经络、调和气血、解毒化瘀、扶正祛邪的作用，针对不同的疾病、证型和皮损特点进行治疗。

具体而言，针对结节、囊肿性痤疮，钟老将传统外敷方改为霜剂，并选用石膏、白花蛇舌草、大黄、白芷、胡黄连、芒硝、虎杖、野菊花等药物共同研细，配以冷霜基质调敷患处；对于关节滑膜炎、筋膜炎等不便于药液熏洗的疾病，钟老采用将中药剪细后，加入盐250g并用温火炒热，再用布包裹外熨患处的方法；对于瘢痕疙瘩，钟老则选用蜈蚣、全蝎、五倍子、乌梅等药物，研细并加入软膏中调制，以更好地发挥药效并方便患者日常使用。

钟老认为，中医皮肤病学历史悠久，是劳动人民在生产生活与疾病斗争数千年来积累的经验，蕴含着宝贵的科学价值。面对中医界部分因循守旧的现象，钟老亦是痛心疾首，他认为中医学术的进步需要保守和创新的平衡。作为传承者，应该有所创新和突破，将传统的外用中药与新剂型结合起来，创造高效安全、清洁雅观的中医外用药的新剂型和新疗法，这也是钟老一直追求的学术目标。

第二章　外治法

一、放血疗法

【简介】　放血疗法属中医刺络疗法范畴，其最早记载于《灵枢·官针》："络刺者，刺小络之血脉也"，并明确地提出"刺络放血"可以治疗癫狂、头痛、热喘、衄血等。唐宋时期，该疗法已经成为中医重要的特色疗法之一。《新唐书》中记载，唐代御医用头顶放血法，治愈了唐高宗的"头眩不能视症"。金元四大家之一张从正秉承《黄帝内经》经旨，将刺络放血发展成为流派，因"血汗同源"，故提出"出血与发汗名虽异而实同"也，刺络放血法因势利导，疏通腠理，给邪气以出路。明清时期，"刺络放血"已开始流行，流传至今。《灵枢·小针解》提到"宛陈则除之者，去血脉也"，"宛陈"泛指络脉瘀阻不通之病证；"去血脉"即指放血以祛除血脉中郁结已久的病邪，主要在瘀血病灶处施术。这是中医放血疗法的理论基础。

【适应证】

1. 玫瑰痤疮

玫瑰痤疮是一种好发于面中部，主要累及面部血管、神经及毛囊皮脂腺单位的慢性复发性炎症性疾病。该病发病人群以中青年女性为主，为损容性疾病，故常对患者生活造成负面影响，甚至导致抑郁、焦虑等严重的社会心理问题。在玫瑰痤疮的诸多临床表现中，持续性红斑，阵发性潮红、灼热最常见，且难以治愈。

面部刺络放血，具有清热毒、疏经络、调气血、平阴阳的作用，现代医学研究证明其具有改善局部血液循环，降低炎症反应，抗血管增生等功效。既往未能广泛开展，可能是因为玫瑰痤疮发病率不高，玫瑰痤疮皮肤常处于高敏状态使有创操作风险增加，高敏性皮肤局部消毒易加剧过敏。我们在临床中摸索出一套面部放血的操作流程，既能避免激惹高敏状态下的皮肤，又能有效改善玫瑰痤疮诸多症状。

2. 激素依赖性皮炎

激素依赖性皮炎是指长期外用含激素的制剂，一旦停用会导致原有皮肤病复发加重，产生戒断症状，迫使患者再次使用激素的一种皮炎，现已成为我国皮肤科发病率排名前五的病种。临床表现为发生在皮肤隆突部位的红斑、丘疹、肿胀；患者可有明显瘙痒、干燥、灼热、伴或不伴紧绷、蚁行感等一系列症状。本病病程长，治疗困难，并且是损容性皮肤病，患者常有失眠及焦虑、抑郁状态，严重影响患者的日常生活及身心健康。

中医认识本病主要从"火郁"论治。其缘由有三：①头为诸阳之会，糖皮质激素类药物药性归于辛燥、甘温之品，属阳。两阳相合，热盛之。②激素依赖性皮炎患者由于病程缠绵，迁延难愈以及长期反复发作，大多精神紧张，情志不畅，五志化火，诚如刘完素所言："六气皆从火化……五志所伤皆化为热。"③激素依赖性皮炎往往瘙痒、肿胀严重，患者睡眠较差。肝藏血，夜卧不宁则血不归于肝，肝不藏血，血不养心，则神无所依，乃不寐也。火郁则阳气浮越，阴不敛阳则不寐。不寐与火郁互为因果。刺络放血法因势利导，疏通腠理，给邪气以出路，符合"火郁发之"的治则。

【禁忌证】

（1）局部皮肤外伤、破溃，有明显较深的伤口、有出血倾向禁用放血疗法。

（2）对疼痛极度恐惧、精神过度紧张、饥饿、劳累者。

（3）妊娠妇女。

（4）体质虚弱者，贫血者。

【术前评估要点及告知】

（1）根据当前主要症状，临床表现。炎症反应较重、渗出明显者，宜控制炎症后再行放血。

（2）患者体质及针刺局部皮肤情况。

（3）对疼痛的耐受程度。

（4）心理状况。

（5）签署放血疗法知情同意书。

（6）放血疗法一般需要配合负压抽吸增加放血量。额部皮肤抽吸后，可能会沿抽吸面出现较长时间的色素沉着，需要告知患者此色素沉着会随时间自动消失。

【物品准备】 治疗盘、治疗巾、头皮针、生理盐水、聚维酮碘、棉签、棉球、橡胶手套、20ml 注射器、美工刀。

【操作流程】 操作方法如下：

第 1 步，清洁消毒。嘱患者用自来水清洁面部，随后取仰卧位躺在治疗床上，使用聚维酮碘溶液对其面部皮损进行消毒处理。部分患者的面部皮肤处于高敏状态，聚维酮碘溶液可能导致过敏反应，则应避免使用消毒剂，仅用生理盐水清洁皮损即可。

第 2 步，点刺放血。医生戴橡胶手套，右手持头皮针，对患者面部红斑及毛细血管扩张部位进行点刺放血，也可在患者自觉灼热以及瘙痒的部位点刺放血，点刺时垂直进针，针刺深度 0.5mm 左右，对面部充血红肿点及瘙痒点点刺放血时，每针间隔 1cm 左右，点刺部位不使用棉签按压止血，让血液自行流出。

第 3 步，负压抽吸。使用改造后倒置的 20ml 一次性注射器吸拔于皮肤表面，通过活塞芯杆控制管腔内负压的大小，从而控制放血量的多少，克服了既往闪火法拔罐时使用玻璃罐发生交叉感染风险及出血量不易控制的弊端。

第 4 步，再次清洁、消毒。用棉签蘸聚维酮碘清除面部血迹，如为高敏状态患者，则用生理盐水清洁即可。

【注意事项】

（1）操作前医生须做好基本防护（一次性手套、口罩、帽子）。

（2）术前仔细询问患者是否空腹前来就诊，既往是否有晕针、恐针、晕血史，以及其他既往病史。

（3）术前向患者仔细交代本次治疗的相关内容，做好充分的沟通，消除患者的恐惧心理。

（4）术前必须做好严格的消毒措施。

（5）术中进针要求快、准、稳，手法宜轻，深度宜浅，持续观察患者的表情与反应，是否对疼痛能够耐受，若患者对于疼痛不可忍受，可适当休息，缓慢施术。

（6）使用改造后的注射器抽吸刺破患处时，宜轻柔，每次回抽 5~10ml。当抽吸额部时，注意遗留色素沉着。

（7）治疗结束后，交代患者术后用手轻柔洗脸，避免应用洗面奶，用毛巾（一次性洗面巾）浸湿后拧干，轻柔擦干面部，随后在面部外用药物。

【典型病例】患者，女，67岁，2022年2月9日就诊，主诉：反复发作性面部红斑伴灼热、瘙痒5年余。患者诉5年前因颧部有褐色斑片，偶有丘疹、脓疱，在某美容院进行皮肤护理，且长期使用该美容院推荐的护肤产品（成分不明），使用期间丘疹、脓疱明显减少，自觉褐色斑片淡化，但停用后开始出现面部红斑，继而阵发性潮红，周期性加重，伴局部灼热、紧绷、干燥、瘙痒，遇热及情绪激动时上述症状加重。现症见：脸颊、下颌红斑，压之褪色，颧部、鼻翼沟可见分支状毛细血管扩张，无口腔溃疡，眼干口干，查自身免疫抗体谱未见明显异常。面部瘙痒、干燥、灼热，紧绷感夜间尤甚，纳可，眠差，心绪不宁，舌质红，苔薄黄，脉沉而弦数。

西医诊断：激素依赖性皮炎。

中医诊断：红脸疮——肝郁血热证。

内治法治则：发散郁热，解毒透邪。

方剂：升降散合丹栀逍遥散加减。

药物组成及服法　僵蚕 10g，蝉蜕 6g，姜黄 9g，酒大黄 4g，栀子 10g，牡丹皮 15g，柴胡 15g，白芍 10g，当归 20g，茯苓 15g，薄荷 10g，青蒿 10g。

7剂，水煎服，每日1剂，日服3次。

外治法：以面部刺络放血疗法，术后予以甲硝唑凝胶及医用保湿霜外用，嘱患者施术部位保持干燥，以防感染。

二诊：患者诉两颊紧绷灼热感明显好转，入睡好转。专科查体见颧部红斑毛细血管扩张较前消退，红斑颜色变浅，可见正常肤色皮岛。效不更方，继续予前方7剂服用，并佐以面部刺络放血疗法治疗。

三诊：患者诉紧绷灼热感好转，入睡好转，仍偶有夜间惊醒。专科查体见颧部分支状毛细血管扩张完全消失，面部皮色正常。继续以前方加合欢皮 15g、淡竹叶 15g，7 剂。

患者病情明显好转，嘱患者注意日常起居及情绪调摄。

二、丹药换药

【简介】　丹药换药是将传统丹药撒布于慢性皮肤溃疡、窦道、瘘管等慢性创面，以达到提脓去腐、生肌收口等目的的一种中医外治方法，常用丹药如七星丹、皮粘散等。

七星丹系成都中医药大学附属医院已故全国著名中医外科专家文琢之教授的经验方，钟以泽教授将其运用于临床治疗慢性皮肤溃疡、窦道、瘘管等难治性皮肤病。其成分包括煅石膏、寒水石各 30g，硼砂、朱砂、轻粉、银珠、冰片各 9g。

皮粘散亦是成都中医药大学附属医院院内制剂，是在"以皮治皮"理论指导下形成的外用组方，是我院已故皮肤科大家文琢之文老的经验用方，临床疗效确切。其成分包括象皮（鲤鱼鳞、猪皮代）、桑白皮、地骨皮、炉甘石、朱砂、琥珀、硼砂、黄连、冰片等。

成都中医药大学附属医院应用七星丹、皮粘散治疗难愈性溃疡已有 50 余年，公开发表相关文章 30 余篇。

【适应证】

1. 难愈性皮肤溃疡

难愈性皮肤溃疡为丹药换药的主要适应证。难愈性溃疡临床多指因单因素或多因素共同作用下导致皮肤缺损破坏，接受超过 1 个月的规范治疗未能愈合，也无愈合倾向的创面。常见有糖尿病足溃疡、创伤性溃疡、压力性溃疡及下肢静脉溃疡等。因该溃疡病位较深，多伴见于虚损、消耗性疾病，且具有难消、难敛的特点，故属中医"阴证溃疡"范畴。其多自血脉而发，深达筋骨，五脏内应筋骨属阴为里，可知其病位在里、病性为阴，"毒、腐、瘀、虚"是其基本病机。

2. 肛周脓肿

肛周脓肿全称作肛管直肠周围脓肿，归类于中医外科痈疽的疾病范畴，此病在中医痔瘘科病症中非常多见。我院多年来采用多切口挂浮线引流术治疗肛周脓肿，取得了较满意疗效。手术切开后，运用七星丹、皮粘散纱条填塞切口，保障术后创面分泌物排出，保证肉芽组织由基底层开始生长，预防创面封口过早或假性愈合，而且缩短挂线后创口达到浮线拆除标准的时间，可达到"早拆线、早愈合"的目的。

【禁忌证】

（1）肿瘤性溃疡。

（2）对七星丹、皮粘散中任何成分过敏者。

（3）孕妇及哺乳期妇女。

【术前评估及告知】

（1）当前主要症状、临床表现、既往史及药物过敏史。

（2）患者体质及换药部位的皮肤情况。

（3）对疼痛的耐受程度。

（4）心理状况。

【物品准备】治疗盘、75%酒精、生理盐水、过氧化氢、换药碗、弯盘、镊子、剪刀、探针、纱布、干棉球、油纱条、胶布；遵医嘱配置的中药液或各种散、膏、丹等外用药，必要时备药捻；酌情备绷带、橡皮单、治疗巾等。

【操作流程】

准备阶段

备齐用物，携至床旁，做好解释，核对医嘱。取合适体位，暴露换药部位，垫橡皮单、治疗巾，必要时屏风遮挡。

消毒阶段

用棉球擦净溃疡面周围脓污，再由创面周围皮肤开始，用碘伏棉球作圆圈状向心性擦拭2遍；伤口较深或有臭味时，加用过氧化氢。再用挤至不滴水的生理盐水棉球轻轻拭净分泌物、消毒液。当伤口无明显分泌物时，可按照无菌伤口进行消毒。消毒后必须用无菌生理盐水再次清洁伤口，以防碘酒、酒精、双氧水、重金属等影响药效。

清创阶段

（1）溃疡感染情况得到控制，坏死组织与健康组织分界线清楚的基础上进

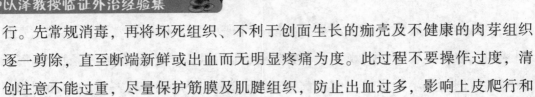

行。先常规消毒，再将坏死组织、不利于创面生长的痂壳及不健康的肉芽组织逐一剪除，直至断端新鲜或出血而无明显疼痛为度。此过程不要操作过度，清创注意不能过重，尽量保护筋膜及肌腱组织，防止出血过多，影响上皮爬行和肉芽生长，增加感染风险。

（2）隆起的肉芽组织，使用刮匙用搔抓方式祛除过度生长的肉芽组织。

（3）之后局部处理，同创面换药的操作规程。

"飞布"丹药阶段

（1）溃疡面如盘状较平坦，将七星丹"飞"（将占有七星丹的无菌棉签至于溃疡面上方约2cm，轻轻抖动棉签，使七星丹均匀地飘落）至溃疡面，然后用4~6层无菌纱布包扎，每日换药1次。

（2）溃疡面为"囊腔"或"窦道"，将七星丹"飞"于浸有生理盐水的湿润纱条（以创面大小及其分泌物情况，决定纱条大小）上，再将纱条塞于"囊腔"或"窦道"内，然后用4~6层无菌纱布包扎，每日换药1次。

整理阶段

（1）整理床单位。

（2）污染敷料均应焚毁，污染器械按照消毒隔离制度执行，灭菌后备用。

（3）清理用物，做好记录并签字。

【注意事项】

（1）七星丹"飞布"，用量宜少不宜多，以见丹星为度。

（2）执行无菌技术操作，所有物品每人1套，先处理无菌伤口，再处理感染伤口，防止交叉感染。

（3）遵守操作规程，创面清洗干净，勿损伤新生肉芽组织。

（4）药粉需要均匀撒在创面或膏药上，散剂调敷干湿适宜，敷布范围要大于病变部位。

（5）一般伤口定时换药，脓腐较多的伤口随时换药，特殊伤口根据医嘱使用药品。

（6）颜面部的疔疖勿挤压，以防脓毒扩散。

（7）外敷药必须贴紧创面，包扎固定式注意松紧适度，固定关节时注意保持功能位置。

（8）污染的敷布一律焚烧，使用后器械应浸泡消毒处理后灭菌。

【典型病例】患者黄某，男，69 岁，四川籍，现居住地：邛崃。2016 年 5 月 22 日初诊。因"右足跟部溃疡，伴右小腿及右足肿胀 2⁺月"为主诉入院。患者诉既往有"腰椎间盘突出"病史，导致右脚跟部感觉障碍，2⁺月前有足跟不明诱因破溃，在当地某诊所治疗（具体药物及药量不详），效果欠佳。后至当地中医医院给予抗感染、换药等对症治疗，效果不佳。后患者于当地"诊所"就诊，经"刮除腐肉"治疗，伤口逐渐扩大，今为求治疗，遂来我院。刻下症：右足跟部溃疡，约 5cm×4cm，最深溃疡处距表皮约 0.5cm，无明显疼痛等不适，溃疡面暗淡、干燥、无溃破流脓，患者精神可，情绪可，纳眠欠佳，二便调，舌暗红，苔黄腻，脉弦滑数。既往无糖尿病病史，否认高血压、冠心病等慢性病史；否认肝肾疾病史、结核等传染病史；否认手术史；否认药物及食物过敏史，否认家族遗传病史。

辅助检查：血常规、肝肾功、电解质、真菌涂片、真菌 D-葡聚糖检测、梅毒螺旋体特异抗体、梅毒快速血浆反应素、HIV 抗体、自身免疫抗体谱均未见明显异常。PCR 结核 DNA（-），抗酸染色（-）。细菌涂片+培养：铜绿假单胞菌（多重耐药菌）。

西医诊断：慢性皮肤溃疡；铜绿假单胞菌感染。

中医诊断：阴证溃疡。

中医辨证：血热瘀滞证。

辨证分析：右足跟部溃疡，伴右小腿及右足肿胀 2+月，属于中医"疮疡"的范畴，《灵枢·玉版》云："黄帝曰：病之生时，有喜怒不测，饮食不节，阴气不足，阳气有余，营气不行，乃发为痈疽。阴阳不通，两热相搏，乃化为脓。"此句列举了痈疽发生的原因，包括情志、饮食，与上文外邪致病有所不同。燥热为标，瘀血为患，患者早期疮疡一般为阳证疮疡，但阳证疮疡失治误治，迁延日久，并且感染特殊毒邪（铜绿假单胞菌，且为多重耐药菌），则阴胜于阳，局部溃疡暗淡、干燥，成难脓、难溃、难敛之阴证溃疡。审证求因，结合舌暗红、苔黄腻、脉弦滑数。辨证为血热瘀滞证。

治法治则：清热解毒，活血化瘀。

处方用药：予内服四妙勇安汤加减。

医物组成 金银花 30g，玄参 30g，当归 20g，甘草 20g，丹参 30g，白芷 15g，陈皮 15g，苍术 15g，黄柏 15g，乳香 10g，没药 10g，天花粉 15g，麦冬 15g，白芍 15g。14 剂，水煎服，每日 1 剂，每次 150ml，每日 3 次。

外治法：漏芦猪蹄汤淋洗，处方：具体方法：漏芦 50g，生猪蹄 1 只加入 4 000ml 水，武火煮沸，文火熬至猪蹄熟烂为止，待汤液凉至室温倒入无菌瓶内备用。治疗时将汤液水浴加热至 40℃，淋疮面，用棉签擦洗创面，清除创面分泌物、结痂。然后于创面"飞布"七星丹，随后用油纱覆盖。连续用药 1 周。

二诊：2 周后，溃疡面较前缩小，可见新生肉芽组织，周围红肿较前缓解，疼痛较前减轻，患者精神较前好转，情绪可，纳眠欠佳，二便调，舌暗红，苔黄稍腻，脉滑稍数。考虑患者处于溃疡恢复生长期，故以补气养血、托毒生肌为法，方选托里消毒散加减。

处方：人参 15g，川芎 10g，当归 15g，白芍 15g，白术 30g，金银花 15g，茯苓 15g，白芷 15g，甘草 10g，桔梗 10g，黄芪 30g。14 剂，水煎服，每日 1 剂，每次 150ml，每日 3 次。

外治法：继续予漏芦猪蹄汤淋洗创面，并撒布七星丹于创面生肌长肉。

三诊：2 周后，现右胫溃疡面进一步缩小，周围皮肤无红肿疼痛不适，精神情绪可，纳眠可，二便调，舌暗红，苔薄黄，脉滑。可暂停药物治疗。嘱：注意平素日常生活调摄，定期门诊随访。

【按语】疮疡有广义和狭义之分，广义疮疡：泛指一切体表浅显的外科疾病。狭义疮疡：是指各种致病因素侵袭人体后引起的体表感染性疾病。相当于西医学的体表外科感染。致病因素：①外因（外感六淫邪毒、感受特殊之毒、外来伤害等）；外因引起的疮疡以"热毒""火毒"最为多见，常起病急，发展快，多属阳证，如疔疮、痈发等；内伤因素引起的疮疡大多因虚致病，起病缓，发病慢，多属阴证，如流痰、瘰疬等。②内因（情志内伤、饮食不节、房事损伤等）两大类。③一般认为疮疡的发生，从外感受者轻，五脏蕴结从内发外者重。

阳证疮疡易脓、易溃、易敛，临床治疗不难。本例患者病情日久，就诊时即为难脓、难溃、难敛之阴证溃疡，治疗要点在于"转阴为阳"。故内治方面以清热解毒、活血化瘀祛除邪气，外治方面先以漏芦猪蹄汤淋洗祛除陈旧结痂、分泌物，再取温热汤液之阳气驱除阴邪，最后用七星丹去腐生肌长肉。

综上，本案审证求因，谨守血热瘀滞的病因病机，辨证施治，三诊溃疡基本恢复，充分体现中医药外治法在治疗疮疡的优势及特色。

三、火针疗法

【简介】　火针疗法是一种将特殊材质的针具在火上烧红后迅速刺入人体的一定穴位和部位的治疗方法。一般认为火针由《灵枢·九针十二原》中之大针发展而来，其针具在《黄帝内经》称为"嬒刺""燔针"。《伤寒论》称为"烧针"，《千金要方》称为"火针"，《资生经》称为"白针"，民间蜀人称为"煨针"。明以来《针灸大成》《针灸聚英》《针灸集成》等均相沿称"火针"。关于火针的主要应用范围《灵枢·经筋》篇曰："焠刺者，刺寒急也，热则筋纵不收，无用燔针。"《灵枢·官针》篇："焠刺者，刺燔针则取痹也。"此后火针的应用多向外科发展。《刘涓子治痈疽神仙遗论·针烙宜不宜》："疽初生赤硬……其患处疮头不拘多少，其间须有一个最大者，即是大脓窍，当用熟铁大针头如钗脚者，于麻油灯上烧令热透，插入一寸至二寸。"唐代孙思邈在《千金要方》和《千金翼方》中，把火针的治疗范围扩展到外科和急症等多种疾病，如疔毒、疮疡、痈疽，目眩，走马黄疸等。明代薛己《外科枢要》记载了火针治疗流注、附骨疽等，有助于排脓、敛口、生肌。陈实功《外科正宗》详述了火针治疗瘰疬、鱼口、便毒、横痃等病。高武《针灸聚英》："火针者，宜破痈毒发背。溃脓在内，外皮无头者。"并且指出"凡症块结积之病，其宜火针，比非万教之功，火针甚妙"。

近年来，随着对火针的不断认识和深入，火针疗法已经成为当今针灸疗法中一个独特的治疗体系，它既有针的刺激又有温热刺激，火针之力可开门祛邪，同时能促进气血运行，鼓舞正气，正气充盛，则能排除脓毒；且具有以热引热、引气和发散之功，可使火热毒邪外散，达到清热解毒的目的。

【适应证】

1. 痤疮

在痤疮的发病过程中，热邪致病已得到公认，热邪辨证是痤疮治疗中不可忽视的重要因素，因此，火针疗法在痤疮治疗中的运用被逐渐认可，并在临床中取得了较满意的疗效，目前是临床运用最多的病种。

2."增生性"皮肤病的肥厚皮损

慢性湿疹、（斑块型）银屑病、神经性皮炎、结节性痒疹、原发性皮肤淀粉样变等皮肤病，常表现出肥厚的皮损，病程长，病势缠绵，常年不愈反复发作，临床表现为皮损肥厚伴顽固瘙痒，严重影响人们生活质量，因此减轻皮损肥厚和缓解顽固性瘙痒常常是患者就诊的第一诉求。既往常规治疗如抗过敏、糖皮质激素等从疗效来看有一定效果，但其停药有易复发、局部皮肤萎缩、色素沉着、诱发或加重感染等不良反应。火针既有针的刺激又有温热刺激，针刺疏经通络，火针之力可开门驱邪，同时能促进气血运行，鼓舞正气，正气充盛，则能排除脓毒；且具有以热引热、行气和发散之功，可使火热毒邪外散，达到清热解毒的目的。临床中应用火针治疗此类"增生性"皮肤病，发现其除了使肥厚皮损变薄，更能缓解抗组胺药物无效的顽固性瘙痒。

3.扁平疣

钟老认为，扁平疣主要病机是"毒瘀蕴肤"，部分患者兼有肝郁脾虚。"毒"邪致病，一方面是对古人外邪致病的一种延伸，另一方面则是把现代流行病学中医化，扁平疣的人群普遍易感性，为其奠定了"毒邪"致病的基础，扁平疣使用马齿苋、大青叶等清热解毒药已成业内共识，也进一步反证了"毒邪"的因素；治疗扁平疣在清热解毒法基础上佐入红花等活血药后疗效更佳，可见"瘀"亦是此病的病机。此病病程长，免疫低下者易患，根据久病多虚、虚人易病的中医理论，此病若反复难愈，当考虑到体虚的一方面；此病生于面部，严重影响形象，故部分患者常肝气郁结，气滞则血瘀，进一步加重病情。

火针治疗扁平疣有着较长时间的临床运用，既往研究对火针的运用进行总结归纳，认为火针治疗扁平疣效果也很可观，具有操作简单、易于推广的特点，有针到病除、立竿见影的效果，非常适合广大患者求医心切的愿望。火针疗法治疗扁平疣是安全、有效，且操作简便，对扁平疣数量、大小、厚度、颜色、瘙痒、同形反应等方面较其他外治法有较大的优势。

【禁忌证】

（1）局部皮肤外伤、破溃，有出血倾向禁用。

（2）对疼痛极度恐惧、精神过度紧张、饥饿、劳累者不宜用火针。

（3）孕妇禁用火针。

（4）体质虚弱者，应卧床针刺。

（5）较大血管、神经和内脏器官周围要慎用火针。

【术前评估及告知】

（1）当前主要症状，临床表现。

（2）患者体质及针刺局部皮肤情况。

（3）对疼痛的耐受程度。

（4）心理状况。

（5）签署火针治疗知情同意书。

【物品准备】 治疗盘、治疗巾、针盒、火针、粉刺针、碘伏、生理盐水、棉签、棉球、手套、镊子、胶布、弯盘、酒精灯、打火机。

【操作流程】

准备阶段：

（1）备齐用物，携至床旁，做好解释，核对医嘱。

（2）协助患者取合适体位，松解衣着，暴露针刺部位。

（3）选择目标皮损，消毒皮肤，点燃酒精灯，烧红针具。

（4）加热火针（烧针）：左手持酒精灯（酒精灯内酒精装 1/3 即可），尽可能接近施术部位，右手拇、食、中指持针柄，置于火焰的外焰，先加热针体，再加热针尖，把针烧至发白。

进针阶段：

1. 痤疮进针法

左手持酒精灯微向外移，右手持针稳、准、快速垂直刺入受试区皮损，然后迅速出针。术后用无菌粉刺针挤压端轻轻挤出囊内容物，挤压完毕后用阿米卡星液外喷皮损处。

操作要点：

（1）行针手势：毛笔式持针，手法轻便灵活，忌过重过慢。

（2）进针角度：进针时要垂直刺入。

（3）进针深度：取决于皮损深度，以针尖透过皮肤病变组织，未接触正常组织为宜，避免过深或过浅。

（4）行针速度：徐进疾出，约0.5秒/次。

（5）针后处理：出针后，用消毒干棉球轻按针孔，严禁揉搓，以防出血。

2."增生性"皮肤病的肥厚皮损进针法

医者持针快速垂直刺入皮损处，迅速出针，针刺深浅可根据皮损厚薄而定（一般不超过皮损基底部），由病变外缘环向中心点刺，间距0.5~1.0cm，皮损肥厚明显者间距0.3cm。采取毛笔式持针的方式，对准皮损垂直刺入，进针要稳、准、快，手法应轻便灵活，切忌过重过慢，避免过深或过浅。

3.扁平疣进针法

以往文献报道火针治疗扁平疣，多采用火针直刺的方法。我们在临床中摸索出以火针熨烫疣体的方法疗效甚佳。

具体操作方法：疣体较小者，选用平头火针，在酒精灯上烧至发红或发白，快速在疣体上接触即可；疣体较大者，选用普通火针，充分加热后，火针与皮损平面呈约30°，用针身轻轻刮去疣体突出皮肤的部分。如扁平疣密集成片，可分批操作，减少一次性损伤面积。

既往认为扁平疣自正常皮肤以下生长，仅仅祛除突出皮肤表面的皮损并不能治愈，而如果火针治疗深度过深，会导致疼痛加剧，并且有遗留色素沉着的风险。临床中发现，在运用内治法与火针熨烫相结合治疗时，仅熨烫突出疣体，不伤及正常皮肤组织，也可治愈扁平疣。

【注意事项】

（1）操作前向患者做好解释，以取得合作，消除患者紧张情绪。选择合适体位，方便操作，注意保暖，防止受凉。

（2）操作前检查用物是否齐备，严格执行无菌技术操作。

（3）遵医嘱准确取穴和暴露病灶，正确运用进针方法，进针角度和深度，勿将针身全部刺入，以防折针。

（4）针刺强度因人而异并遵医嘱，针刺深度根据不同疾病取不同深度，原则上刺于皮损内，不超过正常皮肤。

（5）针刺时，应密切观察患者的反应，发现病情变化，及时处理。

（6）用过的针具，经灭菌处理后再进行检查和修理，经再次灭菌处理后备用，有条件者使用一次性针具。

【典型病例】张某，女，32岁，2010年4月初诊。面部痤疮反复4⁺月。就诊时面部泛发红色丘疹，粉刺，以下颌、两颊处为重，舌质红，苔黄稍腻，脉弦数。患者平时饮食清淡，忌甜食、油腻、辛辣，但睡觉较晚，每日凌晨一、两点入睡。月经无异常。

西医诊断：青春期后痤疮。

中医诊断：证肝郁气结，兼肺经热盛。

内治法治则：疏肝解郁兼清肺热。

方剂：三皮消痤汤合丹栀逍遥散加减。

药物组成：桑白皮10g，地骨皮10g，牡丹皮10g，生地黄15g，白花蛇舌草30g，桔梗10g，薏苡仁30g，丹参20g，炒栀子10g，醋柴胡15g，当归10g，白芍20g，连翘15g，夏枯草15g。5剂，水煎服，每日1剂。

外治法：以火针点刺皮损，再以粉刺针挑治出脓液。

二诊：患者原发丘疹经火针治疗后，大多转变为淡红至褐色色素沉着，偶见少数新发皮疹出现，舌红苔薄白，脉弦。患者肺经之热已除，遂于前方中去除三皮消痤汤，加消瘰丸合四物汤：丹参20g，炒栀子10g，当归10g，白芍20g，赤芍20g，柴胡15g，牡蛎20g，玄参20g，浙贝母20g，川芎10g，生地黄15g，鸡血藤20g。10剂，水煎服，每日1剂，服药后患者无新发皮疹出现，原发皮疹消失，仅余留两颊处少数浅红色色素沉着，基本临床治愈。

四、耳穴贴压

【简介】 耳穴贴压法是采用王不留行籽或莱菔籽等贴压于耳郭上的穴位或反应点，通过其疏通经络，调整脏腑气血功能，促进机体的阴阳平衡，达到防治疾病、改善症状的一种操作方法，属于耳针技术范畴。

耳穴治疗起源于西汉时期，早在《黄帝内经》之前就有了"耳脉"的记载。《黄帝内经》认为耳部与人体全身的脏腑经络都有着密切的联系。耳穴是耳郭皮肤表面与人体脏腑、四肢百骸相互沟通的部位，可调和气血、疏通经脉，达到养血祛风、除湿止痒的功效。其次耳穴取肺能疏风止痒，肾上腺可祛风止痒，神门起到镇静、安眠作用，脾能调节阴阳，益气养血，疏通局部气血。

【适应证】

1. 慢性湿疹

湿疹是由各种内外原因引起的真皮浅层、表皮炎症反应。中医称之为湿疮，主要表现有瘙痒性、对称性、多形性、渗出性、反复发作等特点。湿疹临床一般分急性、亚急性、慢性三种，其中慢性湿疹局部皮肤表面粗糙、呈现暗红色或褐色，皮肤局部增厚呈现出局限性的斑块伴随皮肤瘙痒，严重影响生活和工作。该病病程较长，反复发作，严重影响患者身心健康及生活质量，社会心理因素在本病病程中交互影响，患者常表现出较高的焦虑和抑郁水平，且随着时间延长，患者的焦虑抑郁水平也随之增加。

中医认为本病是由于腠理不固，风湿热邪浸淫肌肤，内里脏腑失和，二者合而为病，致使经络阻滞，血失濡养而发病，局部肌肤甲错，病邪胶固深伏，迁延难愈。中医治疗本病有中药内服、外用及针灸治疗等，皆有一定疗效。但中药内服药效由内达外，难以快速消除慢性期湿疹肥厚的皮损。中药外治虽作用直接，但受皮肤屏障功能和渗透介质的影响而作用有限。耳穴贴压可改善患者的焦虑抑郁情绪，情绪疏导又能提高慢性湿疹的疗效。且耳穴贴压能持续刺激，改善睡眠，抑制瘙痒，发挥免疫调节作用，改善 Th1/Th2 细胞平衡，改善皮损和瘙痒，阻断"瘙痒–搔抓–苔藓化"的恶性循环，降低远期复发率。

2. 慢性自发性荨麻疹

荨麻疹是一种皮肤黏膜反复出现风疹、血管性水肿或两者兼而有之的一种疾病，临床发病时常表现为皮肤出现成片、可融合的风团，伴皮肤瘙痒。发作时间超过 6 周，且反复发作达每周两次以上的被定义为慢性荨麻疹。在此基础上如若无外界因素刺激的情况下，风团自发则被称为慢性自发性荨麻疹。该病患者长期瘙痒难忍，迁延不愈，对日常生活、工作、学习等都产生不良影响。荨麻疹的病因较为复杂，其发作可能与外源性因素如药物、食物、物理刺激、运动等以及内源性因素如慢性隐匿性感染、劳累、精神紧张等有关。病理机制包括自身免疫机制，如变态反应机制，凝血机制等。

中医认为耳与全身脏腑经脉联系紧密，《灵枢·口问》云："耳者，宗脉之所聚也。"《灵枢·邪气脏腑病形》云："十二经脉，三百六十五络，其血气皆上于面而走空窍……其别气走于耳而为听。"《丹溪心法》云:"盖十二经脉,上络于耳。"可见耳与经络之间关联十分密切,通过刺激肺、大肠、风溪、肾上腺、内分泌穴位,可协调神经、内分泌及免疫系统功能,对瘙痒等症状有抑制作用。中医针灸治疗慢性自发性荨麻疹具有良好的临床疗效,但慢性荨麻疹治疗时间长,患者长期到医院接受针灸治疗的依从性较差。耳穴贴压一次治疗后,患者可自行按压、刺激穴位,是一种能缓解症状、降低药物毒副作用、降低停药复发率并改善患者生活质量的治疗方案。

【禁忌证】

(1)耳部皮肤有外伤、炎症反应、明显肿胀、渗出者。

(2)王不留行籽、胶带过敏者。

(3)习惯性流产者。

【术前评估及告知】

(1)耳穴贴压的局部感觉:热、麻、胀、痛,如有不适及时通知操作者。

(2)每日自行按压 3~5 次,每次每穴 1~2 分钟。

(3)耳穴贴压脱落后,应通知操作者。

【物品准备】治疗盘、王不留行籽或莱菔籽等、胶布、75%酒精、棉签、探棒、止血钳或镊子、弯盘、污物碗,必要时可备耳穴模型。

【操作流程】

(1)核对医嘱,评估患者,做好解释。

(2)备齐用物,携至床旁。

(3)协助患者取合理、舒适体位。

(4)遵照医嘱,探查耳穴敏感点,确定贴压部位。

(5)75%酒精自上而下、由内到外、从前到后消毒耳部皮肤。

(6)选用质硬而光滑的王不留行籽或莱菔籽等丸状物黏附在 0.7×0.7cm 大小的胶布中央,用止血钳或镊子夹住贴敷于选好耳穴的部位上,并给予适当按压(揉),使患者有热、麻、胀、痛感觉,即"得气"。

(7)观察患者局部皮肤,询问有无不适感。

(8)常用按压手法:

对压法

用食指和拇指的指腹置于患者耳郭的正面和背面，相对按压，至出现热、麻、胀、痛等感觉，食指和拇指可边压边左右移动，或做圆形移动，一旦找到敏感点，则持续对压20～30秒。对内脏痉挛性疼痛、躯体疼痛有较好的镇痛作用。

直压法

用指尖垂直按压耳穴，至患者产生胀痛感，持续按压20～30秒，间隔少许，重复按压，每次按压3～5分钟。

点压法

用指尖一压一松地按压耳穴，每次间隔0.5秒。本法以患者感到胀而略沉重刺痛为宜，用力不宜过重。一般每次每穴可按压27下，具体可视病情而定。

（9）操作完毕，安排舒适体位，整理床单位。

【注意事项】

（1）耳郭局部有炎症、冻疮或表面皮肤有溃破者、有习惯性流产史的孕妇不宜施行。

（2）耳穴贴压每次选择一侧耳穴，双侧耳穴轮流使用。夏季易出汗，留置时间1～3天，冬季留置3～7天。

（3）观察患者耳部皮肤情况，留置期间应防止胶布脱落或污染；对普通胶布过敏者改用脱敏胶布。

（4）患者侧卧位耳部感觉不适时，可适当调整。

【典型病例】患者，女，23岁，2015年6月3日初诊。主诉：反复全身起红斑、风团伴瘙痒10[+]月，加重3天。患者10[+]月前无明显诱因出现全身红斑、风团，自感剧烈瘙痒，自行服用"抗过敏药"（具体不详）后，皮损消退，瘙痒缓解。此后患者红斑、风团、瘙痒症状反复发作，常在自服药物或经当地诊所治疗（具体不详）后缓解。3天前，患者再次出现全身红斑、风团，自感瘙痒，至当地诊所经"肌内注射药物"（具体不详）后未见明显缓解，遂于今日至我院就诊。症见：全身大片红斑、风团，色鲜红，相互融合成片，见多处红斑基础上抓痕，其中背部皮肤见回状红斑，边界清，患者自述此处1天前为大片风团。患者感瘙痒剧烈，舌质红，苔薄黄，脉浮数。

西医诊断：慢性自发性荨麻疹。

中医诊断：隐疹——风热证。

内治法治则：疏风清热，止痒消疹。

方剂：三皮止痒汤加减。

药物组成：桑白皮 10g，地骨皮 10g，牡丹皮 10g，生地黄 15g，僵蚕 10g，蝉蜕 6g，薄荷 5g，淡豆豉 5g，刺蒺藜 15g，鸡血藤 30g，紫荆皮 15g，龙骨 20g。7 剂，水煎服，日 1 剂，日服 3 次。

外治法：取耳穴风溪、肾上腺、心、肺、脾、肝、神门贴压。嘱患者回家后用指尖一压一松地按压耳穴，每次间隔 0.5 秒。以自感胀而略沉重刺痛为宜，用力不宜过重。一般每次每穴可按压 27 下。

二诊：患者诉全身红斑、风团、瘙痒基本消失。专科查体：未见全身阳性皮损。患者舌质淡红，苔薄白，脉沉细。辨证为卫气不固证，治当以益气、养阴、固表。中医内治予三黄固本汤、玉屏风散加麻黄，外治法继续予耳穴贴压。

三诊：患者诉未有新发皮疹、瘙痒，病情明显好转，嘱患者注意日常起居及情绪调摄。

五、拔罐疗法

【简介】　拔罐疗法是运用各种罐具，用一定的方法使罐内空气减少产生负压，使罐具牢固吸附于施治部位，通过温热和负压吸力的刺激作用，使局部皮肤充血，引起局部和全身的应激反应，从而达到预防或治疗疾病的目的。

拔罐疗法古称"角法""角吸法"，关于拔罐的最早文字记录可溯源至《五十二病方》，称其为"角"，代指角法的操作。晋代《肘后备急方》记载以兽角（牛角、羊角）制作罐具以吸拔脓血治疗疮疡脓肿。唐代在角法的基础上，发展为"吸筒法"，《外台秘要》中记载："患瘫殕（肺痨之类）等病……即以墨点上记之，取三指大青竹筒，长寸半，一头留节，无节头削令薄如剑，煮此筒子数沸，及热出筒，笼墨点处按之，良久……数数如此角之，令恶物出尽，乃疾除。"罐具从最初的兽角过渡至竹罐，推广了拔罐疗法的应用；元代《瑞竹堂经验方》中对水煮吸筒法进行了明确论述："吸筒，以慈竹为之，削去青……用时再于沸汤煮令热，以筋箕筒乘热安于患处。"在明清时期，拔罐法成为中医外治中重要治法之一，此操作上，进一步由水煮的拔筒法发展为药筒法，将竹罐置于药物中煮过备用，在具体应用时发挥吸拔和药物外治的双重作用，并且融入了针刺，形成了针、药、罐的综合疗法，在《外科大成》中对此进行了详略不等的描述；此外，因竹罐的吸附能力有限，清代出现了利用陶土烧制罐具，《本草纲目拾遗》一书叙述："火罐：江右及闽中皆有之，系窑户烧售，小如人大指，腹大两头微狭，使促口以受火气，凡患一切风寒，皆用此罐。"表明陶罐已作商品买卖，广为流行；并且首次提到了火罐的治疗原理，为燃烧空气产生负压，并称之为"火罐气"，"罐得火气合于内，即牢不可脱……肉上其红晕，罐中有气水出，风寒尽出"。随着历史更迭，中华人民共和国成立后最早的一本针灸学教材《针灸学讲义》中正式将"火罐气"正式引入大学教学中，在2005年公布的《中医药学名词》中，"拔罐疗法"作为规范名出现。

纵观拔罐疗法的发展历程，不仅经历罐具的更迭，从兽角、竹罐、陶罐，发展至目前使用的玻璃罐、橡胶罐、塑料罐；还经历拔罐方式的优化，从煮水排空气的水罐法到利用火力排出空气的火罐法（闪火法、投火法、架火法、滴酒法），也包括真空抽气法；其操作方法也从单罐法、多罐法、留罐法拓展出闪罐法、走罐法、温罐法、针罐法等；拔罐部位从局部病位发展至依托经络腧穴的远处部位；其在皮肤科中的应用从最初的阳性疮疡扩展至诸多瘙痒性、疼痛性皮病。

拔罐疗法因其负压效应、温热作用及机械刺激作用，能产生疏通经络、祛湿逐寒、行气活血、消肿镇痛等功效。于皮肤疾病而言，一则开泄皮肤毛窍、透邪外出，并清除痰饮瘀血、脓液等病理产物；二则鼓动局部气血运行，濡养肌肤腠理及内部脏腑。

【适应证】

1. 慢性湿疹、神经性皮炎、结节性痒疹

上述三种疾病作为皮肤科常见的慢性瘙痒性疾病，其病程长、皮损多肥厚、治疗困难，临床常采用局部刺络拔罐疗法以疏经通络、活血化瘀，借三棱针刺络放血、拔罐透邪之力，达"血行风自灭"之功；也可通过对背部膀胱经进行游走罐治疗，调节机体阳气、疏风通络从而使局部瘙痒得以缓解。

2. 痤疮、痈

痤疮作为毛囊皮脂腺的慢性炎症性疾病，钟老认为热、湿、瘀侵袭肺、脾、胃、大肠是其主要病机，临证在辨证内服中药的基础上常采用拔罐疗法辅助治疗，针对粉刺，采用针罐法在肺俞穴、曲池穴进行操作，针对囊肿性痤疮，利用火针针刺囊肿顶部、引脓外出后局部坐罐，将内部脓液尽数排出。

痈属于多个毛囊及其周围组织的急性化脓性皮病，属中医"有头疽"范畴，与囊肿型痤疮的治疗类似，待局部脓成时，可在系统治疗的基础上，用针罐疗法引脓外出，可缩短病程、提高疗效。

3. 银屑病

银屑病、中医病名为"白疕"，因其"肤如疹疥，色白而痒，搔起白皮"由来。钟老认为本病以湿热毒邪蕴结为根本，久病入络，多虚多瘀，痰瘀互结，腠理闭塞是其发病的基本病机，无论银屑病病情属于哪一个阶段或哪种证型，在辨证施治过程中应该始终贯彻以下三个原则：①解毒贯穿治疗始终；②酌情选用活血化瘀之品；③兼顾阴液。临床常内外治并举，疗效显著。在银屑病静止期时，针对背部、四肢近端肌肉丰厚处皮损，利用游走罐以活血化瘀、祛风通络、透邪消斑；针对关节附近或肌肉较薄弱部位常采用闪罐法；针对局部肥厚性、难治性斑块型银屑病，可结合刺络放血或火针治疗后予局部坐罐，透邪外出、调和局部经络气血，促进斑块消退。

4. 带状疱疹

带状疱疹为感染水痘–带状疱疹病毒引起的病毒性皮肤病，以带状分布的红斑、簇集状小水疱为特征性皮损表现，常伴随神经痛，疼痛及皮损均不超过机体前后正中线，部分患者遗留带状疱疹后遗神经痛；钟老认为"不通则痛"及"不荣则痛"为其关键病机，活血通络止痛为整个治疗的通行法则，根据其疼痛致病因素进行辨证止痛；临证在内服中药的基础上，常采用局部阿是穴刺络拔罐疗法以活血化瘀、通络止痛。

【禁忌证】

（1）皮肤局部破溃，有皮肤传染病者。

（2）形体消瘦，皮肤松弛者。

（3）心衰、呼衰、严重贫血、凝血功能障碍等严重系统性疾病者。

（4）妊娠期妇女的下腹部，腰部及合谷三阴交，昆仑等穴。

（5）急性软组织损伤者。

（6）在体表大血管处，静脉曲张，癌肿，外伤者。

【术前评估及告知】

（1）拔罐的作用、操作方法，留罐时间一般为10~15分钟。

（2）由于罐内空气负压吸引的作用，局部皮肤会出现与罐口相当大小的紫红色瘀斑，此为正常表现，数日方可消除。治疗当中如果出现不适，及时告知操作者。

（3）拔罐过程中如出现小水泡不必处理，可自行吸收，如水泡较大，操作者会做相应处理。

（4）拔罐后可饮一杯温开水，夏季拔罐部位忌风扇或空调直吹。

【物品准备】 治疗盘、玻璃罐数个、润滑剂、止血钳、95%酒精棉球、打火机、广口瓶、清洁纱布或自备毛巾，必要时备屏风、毛毯。

【操作流程】

准备阶段

（1）观察皮损，选取合适大小的玻璃罐数个，检查罐口周围是否光滑，有无缺损及裂痕。嘱患者排空二便，做好操作解释。

（2）协助患者取合理、舒适体位。

（3）充分暴露拔罐部位，注意保护隐私及保暖。

操作阶段

（1）使用闪火法将玻璃罐吸附在选定部位或腧穴上，根据不同疾病选用不同拔罐操作手法。

（2）操作同时观察皮肤情况，询问患者是否存在不适。

（3）起罐时，左手轻按罐具，向左倾斜，右手食指或拇指按住罐口右侧皮肤，使罐口与皮肤之间形成空隙，空气进入罐内，顺势将罐取下。不可硬行上提或旋转提拔。

（4）操作完毕，协助患者整理衣着，安置舒适体位，整理床单位。

（5）常用拔罐手法：

闪罐

以闪火法使罐吸附于皮肤后，立即拔起，反复吸拔多次，直至皮肤潮红发热的拔罐方法，以皮肤潮红、充血或瘀血为度。

游走罐

又称走罐、推罐，先在罐口或吸拔部位上涂一层润滑剂，将罐吸拔于皮肤上，再以手握住罐底，稍倾斜罐体，前后推拉，或做环形旋转运动，如此反复数次，至皮肤潮红、深红或起痧点为止。

坐罐

又称留罐，即火罐吸拔在应拔部位后留置 10~15 分钟。适用于临床大部分病症。

【注意事项】

（1）凝血机制障碍、严重系统性疾病、孕妇的腹部及腰骶部不宜拔罐。

（2）拔罐时要选择适当体位和肌肉丰满的部位，骨骼凹凸不平及毛发较多的部位均不适宜。

（3）面部、儿童、年老体弱者拔罐的吸附力不宜过大。

（4）拔罐时要根据不同部位选择大小适宜的罐，检查罐口周围是否光滑，罐体有无裂痕。

（5）拔罐和留罐中要注意观察患者的反应，患者如有不适感，应立即起罐；严重者可让患者平卧，保暖并饮热水或糖水，还可揉内关、合谷、太阳、足三里等穴。

（6）起罐后，皮肤会出现与罐口相当大小的紫红色瘀斑，为正常表现，数日方可消除，如出现小水泡不必处理，可自行吸收，如水泡较大，消毒局部皮肤后，用注射器吸出液体，覆盖消毒敷料。

（7）嘱患者保持体位相对固定；保证罐口光滑无破损；操作中防止点燃后酒精下滴烫伤皮肤；点燃酒精棉球后，切勿较长时间停留于罐口及罐内，以免将火罐烧热烫伤皮肤。拔罐过程中注意防火。

（8）闪罐：操作手法纯熟，动作轻、快、准；至少选择 3 个口径相同的火罐轮换使用，以免罐口烧热烫伤皮肤。

（9）游走罐：选用口径较大、罐壁较厚且光滑的玻璃罐；施术部位应面积宽大、肌肉丰厚，如胸背、腰部、腹部、大腿等。

（10）留罐：儿童拔罐力量不宜过大，时间不宜过长；在肌肉薄弱处或吸拔力较强时，则留罐时间不宜过长。

【典型病例】患者，女，47岁，2016年6月13日初诊。主诉：右侧胸胁背部疼痛2月；患者2月前无明显诱因右侧胸胁背部出现红斑水疱，伴疼痛，就诊当地诊所，诊断为"带状疱疹"，予"阿昔洛韦片、布洛芬缓释胶囊"口服后水疱逐渐消退，但疼痛未见明显好转，为求中医治疗，求诊我院门诊处；查见患者右侧胸胁背部带状分布的色素沉着，皮肤触痛，皮损及触痛未超过身体正中线；皮损处阵发性胀痛、刺痛，疼痛夜间为重，影响睡眠，时有乏力不适，纳差，小便可，大便稍溏，舌质淡红、苔白，脉沉略涩。

西医诊断：带状疱疹后遗神经痛。

中医诊断：蛇串疮——气虚湿蕴兼瘀阻。

治则：益气除湿，活血止痛。

药物组成：黄芪40g，当归20g，炒白术15g，薏苡仁15g，川芎10g，延胡索10g，丝瓜络10g，木香10g，佩兰10g，蜈蚣1条。7剂，水煎服，日1剂，日服3次。

外治法：刺络拔罐法，局部阿是穴刺络拔罐一次。

二诊：1周后患者复诊时诉疼痛程度、频率较前明显缓解，尤以刺络拔罐处恢复明显，睡眠改善，已无乏力疲倦感，大便近3日已成型，日1次，查舌淡红，苔薄白，脉尺沉。仍守原方，再予7剂，续予局部阿是穴刺络拔罐1次。半月后随访，该患者已无明显疼痛不适。

六、药浴疗法

【简介】　中药药浴疗法是在中医理论指导下，辨证选用相应药物，将其煎汤稀释后浸泡全身或者患处，以达到预防或治疗疾病的目的。

中药药浴的应用最早可溯源至《五十二病方》，收录8首熏浴方，其中就有使用雷丸水浴治疗婴儿疼痛的记载；《礼记》曾记"头有疮则沐，身有疡则浴"，提出不同部位疾病沐浴之区别；至秦汉时期，药浴疗法从前期的经验描述上升至理论剖析，《黄帝内经》曾载"其受外邪者，渍形以为汗""寒者热之、热者寒之……摩之浴之"，将药浴疗法作为解表发汗的方法之一。此外，晋朝的药浴的形式也逐渐多样化，除了洗浴全身，还发展出了"烫洗""熏洗""坐浴""足浴"等药浴形式；且《肘后备急方》载："救卒死而四肢不收失便者，马矢以水煮取三斗以洗。"这开创了药浴急救的先河。至唐宋时期，药浴疗法的治疗范围除常见的外科皮病外，逐渐推广至妇科、儿科及急症，并且形成每年五月初五人人药浴的习俗，以祛秽防病，将其定为"浴兰节"。明清时期作为药浴发展的高峰时期，吴师机所著的《理瀹骈文》在药浴治疗疾病的理论层面进行深入论述，如"病之所在，各有其位，各有其名，各有其形……按其位循其名，核其形，就病以治病，皮肤隔而毛窍通，不见脏腑恰达脏腑也"；并总结出药浴八法：熏、洗、沐、浴、浸、喷、浇、淋，列举药浴方79首，治疗范围涉及内、外、妇、儿、五官各科，功绩卓著。

药浴的历史源远流长，奠基于秦代，发展于汉唐，充实于宋明，成熟于清代。透皮吸收是其发挥治疗作用的原理，药浴浴液中的药物离子通过透皮吸收可进入体内，避免的首关效应；另外，皮损部位经药液浸泡、浴洗后，其渗出物、痂皮、鳞屑及污染物被清除，更有利于下一步的外用药物治疗或者物理治疗。此外，药浴疗法能通过热、药的共同作用，除能加速皮肤对药物的吸收外，同时能升高皮肤的温度，使毛细血管扩张，促进血液循环，增加局部血、氧供应，改善微循环，维持皮肤正常的新陈代谢作用。钟老临证主要从益气养阴、止痒润燥，清热解毒、除湿止痒，养血活血、温经通络，清热解毒、软坚散结、行气活血等方面进行皮肤病的外治辨证。

【适应证】

1. 瘙痒性皮肤病

皮肤瘙痒症、慢性湿疹、特应性皮炎、银屑病、荨麻疹、手足癣、玫瑰糠疹、皮肤淀粉样变等瘙痒性皮肤病均可在辨证的基础上使用相应的药物进行药浴以对症止痒；钟老谨遵古训，古方新用，融会贯通，将《金匮要略》中治疗胃肠湿热呕吐的"大黄甘草汤"灵活加减，运用于多种皮肤病的外治中，治疗中最大创新点在于对甘草的用量上，钟老使用大剂量的甘草入煎剂。临床用于治疗急慢性湿疹、不同表现的手足癣、寻常型银屑病、神经性皮炎等。以下对常见瘙痒性皮病进行证-药列举。

血虚风燥型皮病，如慢性湿疹、银屑病等，以益气养阴、止痒润燥为治则，选方：当归饮子加减；药物组成：生何首乌、当归、黄芪、桑葚子各 20g，乌梅、白芷、地骨皮、苍术、大黄各 15g，艾叶、红花各 12g。

湿热毒蕴型皮病，如急性湿疹、手足癣等，以清热解毒、除湿止痒为治则，选方：苦参汤加减；药物组成：苦参、地肤子、蛇床子、白芷、百部、芒硝、艾叶、野菊花、当归各 15g。

2. 硬皮病、血管炎

针对辨证为气血不足、寒凝经脉型的皮病，钟老临证常以养血活血、温经通络为治则，选方回阳玉龙膏加减；药物组成：川乌头、草乌头、白芷、艾叶、乳香各 15g，当归、生何首乌各 20g，桂枝、红花各 12g，细辛 10g，并根据不同的症状调整用药。

3. 病毒疣

钟老在治疗扁平疣、寻常疣、尖锐湿疣时，常以清热解毒、软坚散结为治则，其验方组成：马齿苋 30g，木贼 20g，香附、白芷、乌梅、板蓝根、苍术、贯众、红花、地骨皮、五倍子各 15g，临证加减。

4. 斑秃、脂溢性脱发

当辨证为气血瘀阻型脱发疾病时，钟老常用药浴验方为：当归、侧柏叶各 20g，白芷、艾叶各 20g，百部、红花、石菖蒲、干姜各 12g。当辨证气血瘀阻兼夹血虚时，选用菟丝子、侧柏叶、生何首乌、当归各 20g，补骨脂、百部、蛇床子、白芷、艾叶各 15g。

钟老认为药浴疗法是中医外治法的重要方法之一，需要在严格辨证的基础上进行论治，临证并非固定一方，多有加减，若患处皮肤干燥、鳞屑较厚、皲裂疼痛或苔藓样变，常选用生何首乌、当归、黄芪、桑葚子等益气养阴、止痒润燥；若患处皮肤为潮红肿胀、丘疹水疱、糜烂流脓、瘙痒结痂，常选用苦参、地肤子、蛇床子、白芷、艾叶、野菊花等清热解毒、除湿止痒；若患处伴结节、囊肿，常可选用夏枯草、芒硝、虎杖、白花蛇舌草、芒硝等清热解毒、排脓散结；若患处紫红肿胀，遇冷疼痛加重，常选用红花、川乌头、陈艾叶、桂枝、细辛、当归、乳香等养血活血、温经通络；若患处皮肤赘生物，瘙痒或无自觉症状，常选用马齿苋、木贼、香附、乌梅、五倍子、蜈蚣、全蝎等清热解毒、软坚散结等等。

【禁忌证】

（1）心脏病、高血压、肝病、肾病未控制者不宜。

（2）脱水、饥饿状态及体质虚弱者不宜。

（3）有出血倾向、高热、急性传染病、急性化脓性炎症、神志不清者不宜。

（4）孕妇、妇女经期不宜。

【操作前评估及告知】

（1）餐前餐后 30 分钟内不宜进行全身药浴。

（2）全身药洗时水位应在膈肌以下，以微微汗出为宜，如出现心慌等不适症状，及时告知操作者。

（3）药浴时间 20～30 分钟，根据患者一般情况及疾病状态决定。

（4）药浴过程中，应饮用温开水 300～500ml，小儿及老年人酌减，以补充体液及增加血容量以利于代谢废物的排出。

【物品准备】治疗盘、药液及泡洗装置、一次性药浴袋、水温计、毛巾、病服。

【操作流程】

（1）备齐用物，做好药浴治疗相关解释，调节室内温度，做好室内通风；嘱患者排空二便。

（2）将一次性药浴袋套入泡洗装置内，根据合适比例配比相应浴液。根据泡洗的部位，协助患者取合理、舒适体位，注意保暖。

（3）根据皮损选用不同药浴方式。

①全身药浴：将药液注入药浴装置内，药液温度保持 37～40℃左右，水位在患者膈肌以下，全身浸泡 20～30 分钟。

②局部泡洗：将 37～40℃左右的药液注入盛药容器内，将浸洗部位浸泡于药液中，浸泡 30 分钟。

（4）观察患者的反应，避免出现大汗、低血糖等不良事件，若感到不适，应立即停止，协助患者卧床休息，进行相应处理。

（5）浸泡结束后，干净纯棉毛巾轻拭药液，协助着衣，适量饮用白开水或淡盐水补充丢失水分。

【注意事项】

（1）操作前向患者做好解释，以取得合作，消除患者紧张情绪。

（2）有糖尿病、慢性心肺功能障碍等患者密切关注患者一般情况，必要时减少药浴时间。

（3）皮损面积广泛或渗液较多者、糖尿病患者药浴温度适当降低。

（4）药浴过程中，应避免患者感受风寒。

（5）药浴过程中应加强巡视，注意观察患者的面色、呼吸、汗出等情况，出现头晕、心慌等异常症状时，立即停止药浴，进行吸氧、补充水分、糖分等对症处理。

【典型病例】 患者王某，男，56岁。全身红斑鳞屑20⁺年，加重1周。患者20⁺年前无明显诱因出现躯干及双下肢红斑、丘疹，其上可见白色细薄鳞屑，未予重视，此后皮损逐渐蔓延至全身，就诊当地医院，诊断为"银屑病"，予外用"卡泊三醇软膏、复方氟米松软膏"，内服"青黛胶囊"，经处理后好转，但皮损反复发作，患者多次就诊当地医院，行"光疗"及内服"银屑灵颗粒"控制病情；1周前患者熬夜后皮损复发，为求中医治疗就诊我院门诊处；查见患者躯干四肢多处红色丘疹及暗红斑，其上覆盖厚层银白色鳞屑，刮除鳞屑可见点状出血，双手指甲甲面变形、无光泽、凹凸不平，关节无变形，伴随剧烈瘙痒；纳可，欲饮冷，小便调，大便两日一行；舌质红，苔黄微腻，脉滑。

西医诊断：斑块状银屑病（进行期）。

中医诊断：白疕-血热证。

治则：清热解毒，凉血化斑。

方选：犀角地黄汤加减。

药物组成：水牛角粉20g，赤芍20g，知母10g，生地黄15g，紫草10g，牡丹皮10g，白花蛇舌草30g，玄参20g，制首乌15g，浙贝母15g，白茅根15g。共14剂，水煎服，每日1剂。

外治法：自拟消银化斑汤，以清热解毒消斑。药物组成为生大黄15g，甘草60g，苦参、野菊花、乌梅各20g，黄柏、银花藤、马齿苋各30g。共5剂，煎水洗浴，每3日1剂，1剂1次，每次20~30分钟。并予白疕软膏1日2次，嘱患者加强保湿。

二诊：2周后复诊，皮损颜色变暗，点滴状皮损部分消退，瘙痒减轻，无新发。内服原方加乌梢蛇18g，再予14剂，外用药浴方再予5剂，外用加予卡泊三醇软膏。

三诊：2周后复诊，点滴状皮损大部分消退，鳞屑明显减少，斑块皮损较前变薄，瘙痒不甚，无新发皮损，内服原方中将水牛角更换为露蜂房20g，去制首乌，再予14剂；外用药浴同前再予5剂。此后该患者皮损逐渐消退，2月后全身皮损遗留色素沉着，患者满意度较高。

七、穴位注射疗法

【简介】 穴位注射，又称"水针疗法"，是一种综合性治疗方法，将机械刺激、穴位开阖、经络传导与药物药理作用相结合，既可激发经络穴位改善机体功能，又弥补外用药物不易渗透的不足，延长药物作用时间。我国古代并无穴位注射的相关记载，该疗法来源于国外的神经封闭治疗，在20世纪20~30年代流行，一批出国学习神经封闭术的医生将封闭疗法与传统的中医药学理论结合，提出"水针疗法"，其中《中医辞海》等以"水针疗法"为正名，而《中国针灸学词典》《中医名词术语精华辞典》等则以"穴位注射疗法"为规范名。由于该疗法主要是通过在穴位上进行液体（包括注射用水、药物，甚至血液制品等）的注射，从而刺激腧穴、激发经络，产生疗效；因此，在对《中医药学名词》进行修订的过程中，将"穴位注射"作为规范名。其常用药物包括：①中草药注射剂：如复方当归注射液、丹参注射液等中药注射液；②维生素注射剂：如维生素B_1注射液、维生素B_{12}注射液等；③其他常用药物：如葡萄糖注射液、生理盐水、地塞米松注射液、利多卡因注射液、注射用水等。

除注射相应药物外，自血疗法在多种皮肤疾病中应用也逐渐被推广；自血疗法是抽取患者本人静脉血，再注射到相应穴位中的操作；钟老临床常取穴位为足三里、曲池、血海等，自血疗法集针刺、放血、穴位注射于一体，特别在治疗免疫相关皮肤疾病中收获良好效果，其起效机制可能为：①自血疗法可刺激机体产生特异性抗体，从而诱导、激发免疫系统出现非特异性免疫，进而降低机体敏感性，从而达到增强免疫力的目的；②血液注射到人体穴位后，其中的微量元素、激素、酶类、抗体等生物活性物质将持续地对穴位进行刺激，达到疏通人体经络，调和气血阴阳的作用，实现神经—内分泌—免疫网络应答，激发人体自愈能力，恢复人体正常状态；③足三里、曲池、血海所在之处肌肉较丰厚，临床方便操作，且足三里有补益脾胃、扶助正气、调节免疫的功效；曲池作为手阳明大肠经之合穴，善于开泄，既可疏风解表，又能清泻阳明；血海有可疏风理血、调和营卫之功；上述三穴从表从里、从虚从实、从气从血可缓解多种皮肤疾病。④局部抽取静脉血与放血疗法有异曲同工之妙，具有推陈出新之力，对于慢性复发性皮病有缓解的作用。

【适应证】

1. 穴位注射：带状疱疹

带状疱疹是由于水痘-带状疱疹病毒沿感觉神经侵入脊神经节或脑神经感觉神经节内并潜伏，当机体免疫力功能低下时，潜伏的病毒再活化，大量复制并沿感觉神经纤维向所支配的皮节扩散，导致受累神经元发生炎症、出血，甚至坏死，临床表现为神经元功能紊乱、异位放电、外周及中枢敏化，导致疼痛；而其遗留的带状疱疹后神经痛的发生机制目前尚未完全明确，神经可塑性是其发生的基础。钟老认为，本病辨证重点在于感受毒邪、湿热内蕴、阻滞经脉这一病机特点，早期治疗当从清热利湿、解毒止痛着手、注意预防后遗神经痛的出现；后期因余毒未尽，气血瘀滞，不通则痛，治疗以扶正祛邪、缓急止痛为重点，临证时常在辨证的基础上选取维生素 B_1、B_{12} 注射液于双侧足三里、血海、曲池处进行穴位注射，一则营养神经、促进神经修复、缓解疼痛，二则曲池、足三里、血海各有侧重，辨证选穴对应清热解毒利湿、扶正祛邪、活血化瘀而止痛。每日 1 次，10 次为 1 疗程。

2. 自血疗法：慢性复发型皮肤病

自血疗法因其有刺激经络、平衡阴阳、调和气血、调节脏腑、调节免疫等作用，在慢性复发性皮肤病中应用较广，如慢性荨麻疹、白癜风、黄褐斑、银屑病、慢性湿疹等。以黄褐斑为例，钟老认为，黄褐斑是全身性疾病的一种局部体现，多种原因导致患者出现本虚标实之象，本虚为肝肾阴虚、气血不足，标实为气郁血瘀及阴虚火旺，导致面部肌肤失养而产生斑点、片，治疗上当从整体出发，辨证论治、寻求根本，临证以疏肝解郁、培补肝肾、行气活血化瘀为本病治疗总则，辅以自血疗法选取相应穴位以调节免疫、扶正祛邪、活血化瘀、疏肝解郁。针对银屑病，钟老认为，本病多在患者正气不足之时，由外邪侵袭所致，于风温之邪盛行之春季好发，于气候干燥、寒冷之秋冬复发或加重，病日久而耗伤气血、阴液，致使肌肤、关节筋骨失养，发生变证；治疗上在辨证的基础上内外并治，对病程较长、体质偏虚者辅以自血疗法。上述疾病采用自血疗法时，每周1次，10次为1疗程，取穴多以曲池、血海、足三里为主，交替进行。

【禁忌证】

（1）晕血、极度疲劳、饥饿状态者不宜。

（2）慢性消耗性疾病、严重心肺功能衰竭、过度水肿、有出血倾向者不宜。

（3）急性传染病患者不宜。

（4）孕妇不宜。

【操作前评估及告知】

（1）主要症状、既往史、药物过敏史、是否妊娠。

（2）注射部位局部皮肤情况。

（3）对疼痛的耐受程度及合作程度。

（4）告知注射药物/血液可能出现的局部不适感，操作后避免剧烈运动。

【物品准备】 治疗盘、药物、一次性注射器、无菌棉签、无菌手套、皮肤消毒剂、污物碗、利器盒。

【操作流程】

（1）核对医嘱，评估患者，做好解释，取得患者配合。

（2）洗手，选取合适的注射器配制药液，备齐用物，携至床旁。

（3）协助患者取舒适体位，暴露局部皮肤，注意保暖。

（4）通过询问患者感受确定穴位的准确位置。

（5）自血疗法：戴无菌手套，根据穴位所处位置，选择合适的注射器和针头（肌肉薄浅部位一般用2ml注射器，四肢肌肉丰满处一般用5ml注射器），用止血带系在患者肘正中静脉近心端处，常规消毒皮肤后，注射器抽取静脉新鲜血液2~4ml，拔出针头，局部按压止血。然后短时间内将所采血液在相应穴位进行注射，避免凝血；常规消毒穴位处皮肤，垂直进针，缓慢推进，回抽无回血后，缓慢注入血液，每穴 0.5~1ml，每次取 2~4 穴。

（6）如为药液穴位注射：局部皮肤常规消毒后，用无痛快速进针法将针刺入皮下组织，然后慢慢推进或上下提插，出现酸胀等"得气"感应后，回抽，如无回血，即可将药物缓慢注入，每穴 0.5~1ml，每次取 2~4 穴。

（7）药物/自血注射完毕后，快速退针。

（8）消毒棉球或棉签压迫针眼片刻以止血，针孔处敷盖消毒纱布。

（9）操作完毕，清理用物，洗手。

【注意事项】

（1）治疗前做好操作解释，避免空腹及疲劳状态下操作，说明注射后可能存在局部穴位酸胀不适感，持续时间不超过 1 日，注射后避免剧烈活动。

（2）局部穴位处皮肤有感染、瘢痕、有出血倾向及高度水肿者不宜进行注射。

（3）孕妇不宜进行注射。

（4）严格执行三查七对及无菌操作规程。

（5）遵医嘱配置药物剂量，注意配伍禁忌，并提前询问有无相关药物过敏史。

（6）注意针刺角度，观察有无回血。避开血管丰富部位，避免药液注入血管内，缓慢推注、由深至浅。

（7）密切观察注射期间患者的反应，如果出现不适症状，应立即停止注射并观察患者的病情变化，必要时进行相应处理。

【典型病例】患者，男，38 岁，2019 年 3 月 15 日初诊。主诉：反复风团伴瘙痒 3⁺ 年。患者 3⁺ 年前无明显诱因突发全身大片淡红色风团，四肢尤甚，伴瘙痒剧烈，反复发作，多次就诊，口服多种抗组胺药物及雷公藤多苷片均疗效不佳，为求中医诊治，遂至我科门诊就诊。患者就诊时无皮损，划痕征阳性；患者自诉遇冷风、冷水或其他不明原因时全身出现大片淡红色风团，四肢尤甚，皮温升高，反复发作，瘙痒难忍，伴四肢乏力，时恶寒，无发热，睡眠尚可，纳可，二便调。舌淡胖有齿痕，苔薄白，脉浮。

西医诊断：慢性荨麻疹。

中医诊断：隐疹-风寒证。

治则：固本散寒、疏风止痒。

方剂：玉屏风合麻桂各半汤加减。

药物组成：黄芪20g，桂枝12g，麻黄5g，白术15g，白芍10g，防风10g，荆芥10g，茯苓15g，刺蒺藜15g，炙甘草6g，生姜10g，大枣8g。7剂，水煎服，日1剂，日服3次。

外治法：自血疗法，双侧足三里、血海交替，1周1次。

二诊：患者诉风团发生频率减少，面积减小，瘙痒缓解，但现遇冷风、冷水仍有偶发。原方再加浮萍15g，予以适度发散，服药14剂。续予自血疗法。

三诊：患者诉瘙痒明显缓解，遇冷时风团少有发作；原方去麻黄、浮萍，再予14剂内服巩固，并嘱患者每日适量运动，微微汗出为度。半年后电话随访，患者自诉三诊服药后未再复发。

八、塌渍疗法

【简介】 塌渍疗法，即根据患者个体差异采取辨证论治的方法，合理选择出相关药物，对局部皮损或全身实施塌渍治疗。"塌"是将饱含药液的棉絮或是纱布敷于患侧，适用于不能浸泡的部位或皮损；"渍"是将患处浸泡于药液中，适用于四肢远端可浸泡的部位，两种方法往往同时进行，通过湿敷、淋洗、浸泡对患处的物理作用，以及不同药物对患处的药效作用从而达到治疗目的。其原理是药物的本身作用配合药物加热后产生的热能，使局部血管扩张、加速血液循环、也可通过肌肤毛孔直接作用于病灶，或使药物经肌腠毛窍而入脏腑，从而达到疏通气血、通经活络、活血化瘀、软坚散结、清热解毒、除湿化瘀、解除痉挛、缓解疼痛、扶正祛邪之治疗目的。

中药塌渍的治疗方法历史悠久，最早见于《五十二病方》记载外伤疾病用中药煎汤外敷，治疗外伤疾病。《素问·阴阳应象大论》曰："其有邪者，渍形以为汗。"金元时期的《外科精义·塌渍疮肿法》记载："塌渍疮肿之法，宜通行表，发散邪气，使疮内消也。"清代《理瀹骈文》载："熏蒸渫洗之能汗，凡病之宜发表者，皆可以此法。"《外科精义·塌渍疮肿法》记载："塌渍疮肿之法，宣通行表，发散邪气，使疮内消也。"《疡医大全·论溻渍法》中详细论述了溻渍的具体应用和疗效："淋洗之功，痈疽初发，洗之则宜拔邪气，可使消退……凡治疮肿初起，一二日间，宜药煎汤洗浴熏蒸……。"

溻渍疗法不但可以治疗所溻部位的病变，而且可以通过经络起到"内属脏腑，外络肢节，沟通表里，贯穿上下"的作用，有效调节全身机能状态，提高机体免疫力。中药溻渍法不仅用于外科，亦被用来治疗多种内科疾病，具有操作简便、起效迅速、疗效明确的特点，适合治疗各种疼痛性疾病。

【适应证】

1. 湿疹

湿疹是一种病因复杂、瘙痒剧烈、易反复发作并具有明显渗出倾向的炎症性皮肤病，严重影响患者的生活质量。急性湿疹渗出期主要表现为水肿性红斑、丘疹、水疱甚至大片糜烂、渗液等多形性损害，并伴有剧烈瘙痒。临床治疗中常采用中药溻渍法清热除湿、解毒敛疮，从而减少炎性渗出、清洁创面防止继发感染、增加药物透皮吸收、改善局部微循环等，具有"简、便、效、廉"的优势。

2. 带状疱疹

带状疱疹是因水痘-带状疱疹病毒引起的急性感染性病变，初次感染时可仅表现为水痘，经积极治疗后病毒潜伏于脊神经节，复发时导致神经细胞炎性坏死，出现沿周围神经分布的片状疱疹，并伴有剧烈疼痛。中药外敷治疗带状疱疹可将药力直接作用于病灶部位，快速缓解病情。通过使用中药湿敷联合阿昔洛韦治疗带状疱疹急性期患者，可明显提高治疗有效率，减轻患者疼痛，同时还有利于缩短恢复和住院时间。

3. 糖尿病足或皮肤溃疡面

糖尿病足属于中医学"消渴""脱疽""脉痹"等病范畴，有病程长、愈合不佳等特点，是糖尿病患者常见的并发症。或皮肤科其他疮疡导致的溃疡面久不愈合者，可采用中药药液湿敷，使局部分泌物渗出明显增加，同时促进新生肉芽组织生长，加速疮面愈合。

【禁忌证】

（1）各种实热证或麻醉未清醒者禁用。

（2）腹部疼痛或包块性质不明者。

（3）孕妇腹部、身体大血管处及局部无知觉处忌用。

【术前评估及告知】

（1）当前主要症状、临床表现及既往史。

（2）对疼痛、高温的耐受程度。

（3）患者体质及患者皮肤有无水肿、破损等情况。

（4）心理状况。

（5）签署治疗知情同意书。

【物品准备】 治疗盘、双层纱布袋 2 个、无菌纱布若干、绷带、一次性治疗单 1 张、大毛巾 2 块，必要时准备浴巾、屏风等。

【操作流程】

（1）洗手，戴口罩，根据医嘱将中药装入布袋内，完全浸泡后，先武火煮沸，再行文火煎煮 30 分钟至 60~70℃，用大毛巾裹好，保温，备用。

（2）备齐用物，携至床旁，核对医嘱，解释治疗目的，以取得患者配合，根据病情协助患者取舒适体位，暴露塌渍部位，注意保暖，视情况予以遮挡。

（3）塌渍部位宜先上后下。药袋温度过低时，及时更换药袋，以保持温度，加强效果；同时随时注意观察局部皮肤情况，询问患者有无灼痛感，防止烫伤。

（4）湿敷：根据不同疾病，辨证取方，制备相应中药药液或生理盐水。将中药药液或生理盐水倒入放有无菌纱块的治疗碗中，将无菌纱块浸润，用镊子将已浸润的无菌纱块拧至不滴水后，湿敷在充分暴露的清洁溃疡面处或皮损处，大小应稍大于皮损面积，最后用绷带适当包扎。期间保持纱布湿润。

（5）操作时间：每次 15~30 分钟，每日 1~2 次。

（6）塌渍后清洁局部皮肤，协助患者穿衣，采取舒适卧位，酌情开窗通风。

（7）清理用物，归还原处，洗手做好记录并签名。

【注意事项】

（1）操作前向患者做好解释，以取得合作，消除患者紧张情绪。

（2）塌渍前嘱患者排空小便，冬季注意保暖。

（3）塌渍温度不宜超过 70℃。年老感觉障碍者，药袋温度不宜超过 50℃，塌渍后局部出现的微红灼热，属正常现象。

（4）操作过程中应保持药袋温度，凉后及时更换或加热，如患者感觉不适停止操作。

（5）治疗过程中可能出现烫伤、皮肤红肿等情况。若局部皮肤产生烧灼、热烫的感觉，应立即停止治疗。

【典型病例】患者，男，69 岁，2019 年 6 月 5 日初诊。主诉：双下肢反复出现斑丘疹，伴瘙痒 3 年余，加剧 1 周。患者 3 年前无明显诱因双下肢出现红斑、丘疹，伴瘙痒，前往他院皮肤科门诊就诊，诊断为"急性湿疹"，外用醋酸氟轻松乳膏，症状减轻。其后湿疹反复发作，时轻时重，间断外用洗剂及乳膏治疗。1 周前皮疹加重，出现水疱、渗出、糜烂，瘙痒剧烈致影响睡眠，外用洗剂、乳膏及口服药物未见缓解。目前双下肢散发暗红色丘疹，突出皮面，皮肤潮湿，瘙痒有抓痕，胃纳可，夜寐欠安，腹胀，大便干，便后有未排尽感，形体偏胖。舌质红、苔黄腻，脉弦滑。

西医诊断：慢性湿疹。

中医诊断：湿疮——湿热下注证。

内治法治则：健脾和胃，清热利湿。

方剂：平胃散合龙胆泻肝汤加减。

方药组成：苍术 15g，厚朴 10g，陈皮 15g，生白术 15g，茯苓 10g，泽泻 10g，栀子 10g，黄芩 10g，生地 20g，车前子 15g，当归 15g，荆芥 10g，防风 10g，甘草 6g。7 剂，水煎服，每日 1 剂。

外治法：予湿疹塌渍方（苦参 50g，黄柏 50g，地肤子 50g，白鲜皮 50g）煎煮成汤剂，放凉后用 4~6 层纱布浸湿药液，轻轻拧干至不滴水后敷于双下肢，每天 2 次，每次 20 分钟。嘱畅情志，节饮食，忌辛辣、油腻、海鲜等发物。

二诊：患者自述未见新增丘疹，皮损瘙痒感减轻，仍用前法治疗。药用白鲜皮 15g，蛇床子 12g，地肤子 15g，白芍 15g，夏枯草 12g，蝉蜕 15g，防风 12g，荆芥 12g，地黄 15g，当归 15g，车前草 15g，泽泻 15g，通草 15g，酒黄芩 12g，炒栀子 12g。14 剂，每日 1 剂。继续行中药塌渍疗法。

三诊：患者双下肢皮损范围减少，皮损变薄，无明显瘙痒。嘱患者停服中药，单用湿疹塌渍方外敷治疗。之后电话随访，未见复发。

九、中药面膜疗法

【简介】 中药面膜是以中医药理论为指导，将中药粉末或中药提取物与适当的成膜物质（如蜂蜜、茶、植物油、温水等）均匀混合而制成的敷面涂剂。《理瀹骈文》中云："外治之理即内治之理，外治之药亦即内治之药，所异者法耳……而能补内治之不及此也。"中药面膜正是中药外用的具体形式，在一些常见面部疾病的治疗方面有确实的疗效。同时药粉来源于天然中药材，作用缓和持久，同时较化学合成品为原料的现代面膜产品安全性更高。中药面膜的作用功效根据其内含中药成分的功效分为营养类、祛斑类、祛粉刺类、美白类、抗皱类等。常用剂型分为凝胶状、糊状、粉末状三大类。凝胶状面膜将成膜材料加入中药中，使之形成透明或半透明的凝胶状，涂抹在脸部后形成一层薄膜，可剥落或用水冲洗干净。糊状面膜呈不透明的糊状，内含较多粉末、油分和保湿剂，涂抹后可形成面膜，可擦去或用水冲洗。粉末状面膜以粉末为主，加适量淀粉，用水调成糊状，涂抹在脸部后形成一层厚膜，可剥落或用水冲洗。

中药面膜发挥其护理作用主要有三：一是封包作用，中药面膜贴敷面部时，可阻止皮肤与外界空气接触，防止汗液蒸发，由此保持面部皮肤的水分及营养物质，维持皮肤的弹性与活力；同时在此过程中加用石膏倒模治法，加速面部血液循环，使面膜中的中草药可以有效地渗进皮肤，达到清热解毒、活血化瘀、疏通经络等作用。二是吸水作用，增加面部皮肤角质层内外浓度差，使角质层吸收能力增强。三是清洁作用，面膜贴敷或采用石膏倒模作用后，可将毛孔中的油脂、污物等一并吸收，促使毛囊通畅，保持皮肤清洁，防止丘疹、脓疱的形成。四是治疗作用，由于中药药粉有抗炎、杀菌、抗感染之功效，故将中药作为面膜的主要成分可起到一定的治疗作用。

【适应证】

1. 痤疮

寻常痤疮是一种皮肤科最常见的慢性炎症性毛囊皮脂腺皮肤病，好发于青春期。皮损主要表现为粉刺、丘疹、脓疱、结节、囊肿及后期遗留痘印、瘢痕等。采用中药面膜在痤疮发病的不同阶段均可取得满意疗效。

2. 黄褐斑

黄褐斑在中医上被称为鼾黑斑，是发生于颜面部的色素沉着性皮肤病，严重影响患者的面部美观。在采用中药面膜治疗的同时加用石膏倒膜治疗能促进面部血液循环，改善细胞代谢，促进药物吸收。故在临床中采用中药美白药粉联合石膏倒模可有效淡化色斑。

3. 激素依赖性皮炎

激素依赖性皮炎是由于不规范使用糖皮质激素外用制剂、长期使用激素类药膏或使用不符合安全指标的化妆品，导致面部皮肤屏障受损的皮肤炎症。中医学认为，外来激素为阳热之物，长期应用造成阳热化毒，侵入营血，血热炽盛而致皮肤潮红肿胀，热伤津液则干燥；日久热毒伤阴而肌肤失于濡养则皮肤萎缩、色素沉着。采用清热凉血、解毒养阴类中药进行面部贴敷，疗效显著。

【禁忌证】

（1）局部皮肤外伤、破溃，有出血倾向禁用。

（2）对治疗不配合者。

（3）既往对中药面膜内的某些药物成品有过敏者。

（4）敏感性肌肤慎用。

（5）过敏性鼻炎、过敏性哮喘等过敏体质者慎用。

【术前评估及告知】

（1）治疗时患者的主要临床症状。

（2）既往史、中药药物过敏史。

（3）面部皮肤情况及对热量的耐受程度。

（4）心理状况。

（5）嘱平时要保持精神愉快，忌食辛辣食物，少吃甜食，多饮水及多吃富含维生素的蔬菜瓜果。不滥用化妆品。

【物品准备】治疗盘、治疗巾、石膏、中药面膜、压舌板、干棉球、消毒液、桑皮纸、喷雾机。

【操作流程】

（1）备齐用物，携至床旁，做好解释，核对医嘱。

（2）核对姓名、诊断，协助患者清洁面部皮肤，嘱患者仰卧，注意保暖。

（3）进行面部皮肤清洁及消毒，注意若有皮损，采用消毒液消毒。

（4）将事先调好的中药面膜均匀涂于患者的面部。

（5）打开喷雾机，将喷头对准患者面部喷5~10分钟，询问患者有无不适，热喷时防止烫伤。

（6）桑皮纸沿发际线绕面部1周，并覆盖眼、唇部位；调匀石膏，敷于面部（若患者戴有隐形眼镜或鼻部曾行手术，均应予以避开）。

（7）嘱患者石膏发热属正常反应过程，密切观察患者是否出现不适反应。

（8）待石膏冷却后取下，并用干棉球、消毒液予以清洁面部。

（9）治疗结束后整理床单，协助患者穿衣服，清理物品。根据医嘱要求，详细记录敷面膜后的客观情况并签名。

治疗时间一般以30~90分钟为宜，皮肤敏感者或进行首次治疗患者可酌情缩减时间，待确认安全无敏感反应后，逐渐延长面膜敷贴时间。

注意：患者进行治疗时应根据皮损形态辨证施治，采用清热解毒、活血化瘀药粉治疗囊肿、结节性痤疮；泻火解毒、凉血养阴类中药治疗激素依赖型皮炎，可在炎症初期起到消炎杀菌作用。

采用辛散美白、化瘀解毒药粉治疗痤疮后红斑、色素沉着及黄褐斑。

热膜因其可促进面部血液循环，打开皮肤腠理使药物可直达病灶，故而主要用于痤疮后期痘印治疗。冷膜可收缩毛孔，改善油脂分泌过剩，可用于痤疮初期炎症明显及油性皮肤患者。

【注意事项】

（1）操作前向患者做好解释工作，以取得患者的配合，消除患者的紧张情绪。操作过程中全程注意保暖，防止受凉。

（2）操作前检查用物是否齐备，严格执行无菌技术操作。

（3）中药亦存在一定的毒副作用，在使用前应做好中药面膜的安全性毒理学评价试验。在对首次进行面膜治疗的患者，应在面颊边缘或耳后进行小面积皮肤敏感性测试，观察皮肤局部反应，若无红肿、瘙痒、脱屑等症状时，方可全面使用。若有明显灼热、瘙痒疼痛感，皮肤出现红斑，应立即清洗面膜，冷喷脱敏治疗，严重时进行抗过敏静脉输液治疗。

（4）敷石膏时应注意：若患者戴有隐形眼镜或鼻部曾行手术，均应予以避开。

（5）操作过程中密切关注及询问患者是否有不适及对热量的耐受程度，发现不适，应及时停止治疗并报告上级医师。

（6）中药面膜粉应根据患者临床表现、皮损形态，辨证施药取方。药粉需要研磨均匀，至少为120目筛，使其细腻。

（7）中药面膜的调和根据皮损形态可选择蜂蜜等温和赋形剂进行调和，厚度适中，以1~2cm为宜。石膏贴敷时长以其发热定型冷却为度。

（8）治疗囊肿、结节性痤疮，可联合使用火针；治疗痘印、炎症色沉可联合强脉冲光、手法按摩等提高疗效。

（9）治疗每周1次，囊肿脓疱型可每周两次，一般以4~5次为一疗程，疗程间隔1周。具体疗程及治疗间隔以评估患者皮损设定。

（10）治疗结束后，注意保持面部清洁。

【典型病例】患者，女，29岁，2018年10月3日初诊，患者自述面部患痤疮数年，反复发作，曾在多所医院及美容院就诊，症状时有反复。刻下症见：面部双颊及下颌满布红色脓丘疱疹、结节，属油性皮肤，月经前皮疹增多，伴口干，晨起口苦明显，食纳可，小便调，大便偏稀，舌红苔薄白，边有齿痕，脉沉弦。平素畏寒肢冷，有痛经病史。

西医诊断：痤疮。

中医诊断：肺风粉刺——肝郁脾虚证。

内治法治则：疏肝解郁，健脾祛湿。

方剂：逍遥散合茯苓饮加减。

药物组成：当归10g，赤芍15g，柴胡10g，茯苓15g，党参10g，炒白术10g，陈皮15g，炒枳壳10g，生姜10g，白芷10g，桔梗10g，连翘15g，生山楂15g，香附10g。14剂，水煎服，日1剂。

外治法：外敷本院自制中药祛痘面膜及红蓝光抗感染治疗。

二诊：服药及外治治疗后患者粉刺稍变平，丘疹颜色变淡，脓疱消退，未见新发。继续予上方合当归芍药散加减，7剂，继用面膜外敷。

后续电话随访，患者服用1个月后，面部皮疹明显好转，遗留少许暗红色痘痕，且手足不温、痛经和经量少均有改善。嘱患者平素畅情志，调饮食。

十、梅花针

【简介】 梅花针是集合多支短针浅刺人体一定部位和穴位的一种针刺方法。作为传统针刺方式——"半刺""浮刺""毛刺"等针法的发展，对临床多种疾病有独特疗效。《素问·皮部论》言"凡十二经络脉者，皮之部也。是故百病之始生也，必先于皮毛"。梅花针正是通过在皮肤局部、腧穴或沿经络进行叩刺来达到治疗疾病的目的。

《黄帝内经》记载，"毛刺者刺浮痹皮肤也"。顾名思义，"毛刺"指的是一种针刺皮肤表面从而达到治疗皮表疾病的方案。《灵枢·官针》篇记载"半刺者，浅内而疾发针，无针伤肉，如拔毛状，以取皮气"。半刺是一种快速于针刺部位进出的针法，该针法不伤及深层肌肉组织，可通行局部气血，同时驱邪外出，达到治疗疾病之目的。因此现代沿用的梅花针多以"毛刺""半刺"为主，即在皮肤表皮上快速上下叩刺，使表皮微微出血即可。研究指出，梅花针叩刺皮肤表面的同时可打开局部腠理，使邪有路而出，疏通局部瘀血，因势利导，达到"去菀陈挫"之目的。梅花针叩刺还可通过皮部孙脉—络脉—经脉联系全身脏腑，最终通调全身气血，使正气达病灶以驱邪外出。

【适应证】

1. 斑秃

斑秃是一种发生于毛囊的非瘢痕性、炎性疾病，是骤然发生的局限性斑片状的脱发性皮肤病，临床上以头发片状脱落、病变处头皮正常、无炎性反应、无自觉症状为特点。梅花针叩刺疗法可使毛囊周围的血流量增多，气血运动旺盛，起到疏通经络的作用，同时可促使毛球细胞的分裂活动增加，增强毛囊活性，从而疏导局部气血，促进毛发新生，故适用于斑秃各期。

2. 带状疱疹后遗神经痛

带状疱疹后遗神经痛是指发生在带状疱疹水疱消失后遗留的病症，带状疱疹缓解消退后出现的可持续性疼痛。中医属"蛇串疮""缠腰火丹"等范畴。多因外邪侵袭，正邪交争，久病耗伤正气，正弱更无以抗邪，湿热毒邪趁此入侵肝胆二经，湿毒搏结，阻滞经络，毒邪蕴郁肌肤，气血不通，加之正气亏虚，则致气滞血瘀，瘀则不通，不通则痛。梅花针叩刺有助于排出瘀血，达到祛毒、疏通经络、调节脏腑气血的作用，并可促进血液循环及新陈代谢，缓解疼痛，同时还可增强机体抵抗能力。

3. 白癜风

白癜风是皮肤科一种常见的色素脱失性疾病，属中医中的"白驳风"范畴。中医认为本病气血亏虚为其本，风邪外袭为其标，由于不同原因引起的气血不足，肝肾两虚，同时外感风邪乘虚而入，致使机体气血失和，不能濡养肌肤，失去正常的色泽，而蕴生白斑。通过梅花针叩刺的方法高频率刺激病变区域的皮肤，可以加强行气活血、开郁散结、搜风化湿的功效，从而调节免疫功能，促进黑色素生成。

4. 神经性皮炎

神经性皮炎属于一种慢性神经障碍性皮肤疾病，主要特征为剧烈瘙痒及苔藓样病变，且容易复发，属于皮肤科顽证。中医学称该疾病为"摄领疮""牛皮癣""顽癣"，多风热邪蕴阻肌肤经脉所致，久病而营血不足，皮肤经络失于濡养。采用梅花针叩刺疗法，可行气活血、清热解毒、消痈散结，改善微循环，促进炎症代谢物吸收，进一步增强机体免疫力，起到消炎止痒的作用。

【禁忌证】

（1）局部皮肤外伤、破溃，有出血倾向禁用。

（2）对疼痛极度恐惧、精神过度紧张、饥饿、劳累者不宜用梅花针叩刺、滚刺等。

（3）孕妇禁用。

（4）体质虚弱者，应卧床针刺。

（5）较大血管、神经和内脏器官周围要慎用。

（6）进展期白癜风患者禁用。

【术前评估及告知】

（1）当前主要症状，临床表现。

（2）患者体质及针刺局部皮肤情况。

（3）对疼痛的耐受程度。

（4）心理状况。

（5）签署梅花针叩刺知情同意书。

【物品准备】 治疗盘、治疗巾、针盒、梅花针、碘伏、生理盐水、棉签、棉球、手套、胶布、弯盘。

【操作流程】

（1）备齐用物，携至床旁，做好解释，核对医嘱。

（2）协助患者取合适体位，松解衣着，暴露针刺部位，注意保暖。

（3）遵照医嘱选择腧穴，术者戴好手套，75%酒精或碘伏消毒皮肤后实施针刺。

（4）以术者右手拇指、中指、无名指握住针柄，示指伸直接住针柄中段，针头对准皮肤叩击，运用腕部的弹力，使针尖叩刺皮肤后，立即弹起，如此反复叩击。

（5）根据刺激的部位、患者的体质和病情不同采取轻刺、中刺、重刺等不同刺激强度，一般四肢、腰腹部位针刺稍深，可刺2~5分深，胸背部、头皮穴位针刺宜浅，可刺1~2分深。治疗时间一般为5~15分钟或观察皮肤局部潮红、略显出血为度。

（6）治疗结束后局部应作常规消毒，以防感染。

（7）操作完毕后，协助患者穿衣服，安排舒适体位，整理床单位，清理用物，做好记录并签名。

【不同疾病操作要点】

斑秃：梅花针叩刺时应均匀密刺，脱发部位要重点叩打，叩打至皮肤发红或微出血为度。

带状疱疹及后遗神经痛：沿神经分布于患者疼痛区域进行叩刺，操作时注意以腕部均匀发力，先轻后重。注意从疼痛区域周围边缘开始呈螺旋状逐渐向疼痛中心移动，防止疼痛加剧，频率为每分钟100~120次，以患处皮肤微微泛红，患者耐受为度。

白癜风：将针尖对准叩刺部位，利用手腕弹力将针尖垂直叩打在皮损处，刺入深度2~3mm，皮损处由内向外进行扣刺，扣刺范围超过皮损1cm，扣刺力度为中等强度，扣至局部潮红，但无渗血，患者自觉疼痛为度。

神经性皮炎：使用一次性梅花针在距离患者破损皮肤5cm处垂直进行均匀

扣刺，先轻后重，扣刺频率 80~100 次/分钟，每次持续施针时间 2 分钟左右，以其患处皮肤出现泛红、微微出血为宜。

【注意事项】

（1）操作前向患者解释梅花针的一般常识，消除其紧张恐惧心理。

（2）勿在患者过饥、过饱及过度紧张的情况下针刺。

（3）梅花针针具选择要求针尖圆、排列整齐，不可有偏斜、钩曲、锈蚀或缺损。

（4）操作前必须严格消毒针具。操作时要求速度缓慢柔和，力度均匀平稳，但有一定深度，以局部皮肤稍有红晕即可。

（5）梅花针叩刺需要用力均匀，且在对患者进行针刺治疗时需要保证每一针都能够得气，补泻的手法要正确，从而起到调节脏腑经络的功效。需要注意的是，灵巧运用手腕部弹力，使针尖叩击到皮肤之后，由于反作用力迅速弹起，使得针尖在急刺之后迅速离开，做到平稳、准确和灵活，防止快慢不一，并禁止针尖斜着刺入或者向后拖拉着起针，这样会增加患者的疼痛。

（6）针刺完毕后 12 小时之内禁洗头。若滚刺区域有出血，则在操作完毕后 24 小时禁洗头，以免发生局部感染。

（7）治疗周期以不同病种、患者耐受度、反应度的差异而定，如斑秃患者可 2 天行 1 次治疗，10 天为 1 疗程。带状疱疹及后遗神经痛以梅花针局部围刺为主，1 周 5 次，同时联合 1 周 2 次拔罐疗法以提升疗效。

【典型病例】患者，男，35 岁，公司职员，2020 年 6 月 15 日初诊。主诉：1 月前发现头枕部出现硬币大小区域的脱发，面积逐渐扩大。现病史：自述近半年来，由于工作压力较大，饮食不节，偶伴失眠，1 月前无意间醒后发现枕头处落发增加，头枕部可见硬币大小不等边界较清晰的脱发区，自行采用生姜外擦效果不显。随后脱发区逐渐扩大，形成直径 7~9cm 的脱发区，就诊于当地医院诊断为"斑秃"，予外用米诺地尔酊外擦，未见明显效果。刻下症见：头枕部脱发区域皮肤光滑，无炎症、鳞屑和瘢痕，伴瘙痒，边缘头发松动，较易拔出，余处头发油腻，心烦，易疲劳，平素情绪不畅，舌红苔黄，脉弦数。

西医诊断：斑秃。

中医诊断：油风——肝郁化火，血热风盛证。

内治法治则：疏肝解郁，清热凉血祛风。

方剂：丹栀逍遥散合凉血消风散加减。

药物组成：柴胡 10g，赤芍 15g，茯苓 10g，炒苍术 20g，生白术 15g，荆芥 10g，防风 10g，黄芩 10g，玫瑰花 3g，川芎 10g，栀子 10g，薏苡仁 20g，石菖蒲 10g，合欢皮 10g，香附 10g，甘草 6g。水煎服，每日 1 剂，分 3 次口服。

外治法：在脱发区域行梅花针叩刺，以叩打至皮肤发红或微出血为度，术后 24 小时禁止洗头，1 周 1 次。

二诊：患者脱发区未见明显扩大，边缘头发牵拉试验阴性，可见少许细小毳毛，自觉劳累感明显减轻，脱发处瘙痒感消失，近日不易入睡，睡眠较浅，梦多，舌红苔黄，脉弦缓。方药：上方减栀子、黄芩，加煅牡蛎 30g，煅龙骨 30g，茯神 10g，共 14 剂，继续予梅花针叩刺，同时予自制生发酊外涂。

三诊：患者脱发区域可见稀疏毛发生长，光亮感和瘙痒感消失，睡眠较前明显改善，舌红苔薄白，脉弦缓。继续行上述治疗方案，效不更方，行 14 剂。

建议患者平素畅情志、调饮食、慎起居。

第三章　钟以泽外治经验方举隅

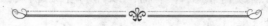

一、二乌散

【方剂来源】"二乌散"系治疗头痛的内服名方，在《医统》显示：全方包括川乌、草乌（俱用童便浸，炒去毒）、细辛、羌活、黄芩、甘草六味药。本方主治眉棱骨痛，兼有风病，风热二气，攻于太阳等经，头脑作痛。钟以泽教授集本人 30 余年皮肤科临床工作经验，精选川乌、草乌、细辛、甘草四味药物，加减化裁用于多种皮肤科疾病，如冻疮、雷诺氏病及肢端型硬皮病、动脉硬化闭塞症坏死期、红斑狼疮关节损害等疾病治疗中，取得了良好疗效。

【药物组成】钟以泽教授从二乌散中精选川乌、草乌、细辛、甘草四味药物，常用剂量为川乌 10g、草乌 10g、细辛 6g、甘草 10g。以此方为基础方，根据不同的疾病、不同的皮损特点，在此基础上进行加减化裁。

【使用方法】具体使用方法可随症选择浸泡、熏洗、熨烫等。

【功效】温经通络、散寒止痛。

【方义分析】川乌、草乌统称乌头，味辛、苦，性温，有大毒，归心、肝、脾经，功效祛风除湿、散寒止痛。细辛味辛，性温，归心、肺、肾经，功效解表散寒，祛风止痛，通窍，温肺化饮。甘草性味甘平，有益气补中，清热解毒，祛痰止咳，缓急止痛，调和药性的作用。使用二乌配伍等量的甘草，甘草与二乌同时先煎 1 小时再下余药，既削减了二乌的毒性，又可益气和中，缓急止痛，上药同用相得益彰。

【现代研究】现代药理研究乌头碱有镇静、镇痛、降压、扩血管、局部麻醉的作用，川乌头碱对各种致炎剂的致炎作用及免疫性炎症均有明显抑制作用。细辛有明显的解热镇痛、镇静、抗炎、免疫抑制、抗变态反应、扩血管的作用，其挥发油有局部表面麻醉的作用。甘草有类似肾上腺皮质激素样作用，甘草浸膏和甘草甜素对某些毒物有类似葡萄糖醛酸的解毒作用。

【主治疾病】

1. 冻疮

冻疮是由于寒冷刺激引起的局限性瘀血性皮肤炎症损害，可导致手脚发痒、红斑、肿胀和水疱，好发于肢体末梢或暴露部位，如手、耳郭、鼻尖等。冻疮为局部的皮肤病变，天气转暖后能自愈，但是易于在寒冷状态下复发。患者多因素体气血不足，血为气之母，气为血之帅，气虚推动无力，血虚不得温煦肢端，且发病季节正值冬季，气候严寒，恰遇气温骤降，保暖不慎而起病，调护不当，或长久接触冷水刺激而诱发及加重。钟老在治疗本病的过程中，除了使用中药内调，同时可结合药物外用，方选二乌散加减，以达温经通络止痛之功，具体方药如下：川乌 10g，草乌 10g，细辛 6g，甘草 10g，桂枝 10g，红花 10g，白芷 10g。煎水浸泡，每次 30 分钟，每日 2 次，两日 1 剂，浸泡后佩戴手套，注意保暖。外用方中二乌为君药，祛风除湿，散寒止痛，温煦肢体。细辛解表散寒，温经止痛；红花温经通脉，活血化瘀；桂枝温阳化气行水，发病部位为肢端，取象比类；白芷祛风燥湿，消肿止痛，且白芷用作此处有中药透皮剂之功，促进药物渗透吸收。甘草调和诸药，缓急止痛，减二乌及细辛之毒，同时发挥其类激素样作用，抗炎抗变态反应，减轻皮肤肿胀。内服外治，诸药合用，气血渐生，寒气得散，扶正祛邪并举，故收效捷。

2. 肢端型硬皮病及雷诺氏病

硬皮病是一种临床上以局限性或弥漫性皮肤增厚或纤维化为特征，并影响心、肺、肾和消化道等多器官的慢性、全身性自身免疫性疾病，病因尚不完全明确。而其中肢端属于人体的四肢末节，气血运行最容易受到多因素的影响，仅累及此部位的局限性硬皮病，我们称为肢端型硬皮病。雷诺氏病一般指雷诺氏综合征，它是由于寒冷或情绪激动引起发作性的手指（足趾）苍白、发紫，然后变为潮红的一组综合征。没有特别原因者，称为特发性雷诺综合征；继发于其他疾病者，则称为继发性雷诺综合征。《黄帝内经·五脏生成篇》云："风寒湿三气杂至合而为痹也……以秋过此者为皮痹……诸痹不已,亦益内也。荣卫之行涩,经络时疏,故不通,皮肤不营,故为不仁。"因手足为远心端,即气血输送的最远端,往往硬皮病多从手、足而发,严重者可影响内脏。雷诺氏病是一种由寒冷或情绪波动引起肢端或细小血管痉挛的血管功能障碍性疾病。硬皮病肢端型的患者因供血障碍,多发生雷诺氏征。异病同治,钟老关注到这一点,在外治中采用二乌散加减,以达温经通络止痛之功,具体方药如下:川乌10g,草乌10g,细辛6g,甘草10g,桂枝10g,红花10g,艾叶10g,银花藤30g。煎水浸泡,每次30分钟,每日2次,两日1剂,浸泡后,肢端破损处以聚维酮碘消毒后外盖消毒干纱,佩戴手套,注意保暖。外用方中二乌为君药,祛风除湿,散寒止痛,温煦肢体。细辛解表散寒,温经止痛;红花温经通脉,活血化瘀;桂枝温阳化气行水,取象比类,引药至肢端;本方特点在于艾叶增强温通经脉止痛的力量,促进药物渗透。肢端皮肤破溃红肿,从皮损局部辨证而佐以银花藤清热解毒通络,甘草调和诸药。待1周后肢端红肿消失,皮损基本愈合,立即去银花藤,以温经通络活血止痛为主。关节疼痛剧烈者,外用方可加威灵仙,加强除湿止痛之功。触类旁通,雷诺氏病无皮肤硬化和骨变化,但部分雷诺病可能代表硬皮病最轻型,但凡肢端皮温下降,皮肤出现苍白、青紫、潮红的雷诺现象,均可选用本方,温经通络,改善局部血液循环。

3. 动脉硬化闭塞症(坏死期)

动脉硬化闭塞症一般指外周动脉出现粥样硬化,导致下肢或上肢血液供应减少,患者出现缺血症状与体征。本病最常发生于腹主动脉下端、髂动脉、股动脉等,偶尔也可发生在上肢动脉。病变早期常无明显症状,随着病情发展,患者可出现间歇性跛行等典型缺血性症状,严重者可能引起患肢静息痛、溃疡或坏疽等症状。《外科全生集·有阴有阳症门》云:"无色白者,必现红紫之象,或痛或不痛,或麻木而冷,十指各有主经,何经受毒发于何指,亦可蔓延四指者。发于脚趾,渐上至膝,色黑痛不可忍,逐节脱落而死。"钟老在治疗本病上,尤其重视内调外治,外治上以温经通络止痛,托毒生肌,方选二乌散加减:川乌10g,草乌10g,细辛6g,甘草10g,桂枝10g,当归10g,黄芪30g,红花10g。坏死处每日以聚维酮碘清创后煎水浸泡,每次30分钟,每日2次,两日1剂,浸泡后猪蹄1只煎汤淋洗溃疡面5分钟,外盖消毒干纱。外用方中二乌为君药，祛风除湿，散寒止痛，温煦肢体。细辛解表散寒，温经止痛；红花温经通脉，活血化瘀；桂枝温阳化气行水，取象比类，引药至肢端；本方特点在于加入当归、黄芪，寓当归补血汤之意，益气养血活血，为溃疡面的生长给予养料。同时所用生黄芪有益气托毒之功，推陈出新，腐脱新生。本方画龙点睛之笔即为选用猪蹄汤汁淋洗，猪蹄汤含有大量的胶原蛋白，取象比类，以猪之蹄治人之足，能促进肉芽生长，皮损愈合，堪称中医的表皮生长因子。药食同源，甘草的加入更是增效减毒的佳品。

4. 红斑狼疮关节损害

红斑狼疮是一种自身免疫病，易累及多脏器多系统，关节也是一个重要的受累部位。患者在活动期累及关节常有红肿热痛，但在疾病的慢性缓解期，患者常有关节冷痛，受寒尤甚的表现。钟老在治疗该类疾病时，尤其重视内外兼治，方选二乌散加减，以温经通络止痛，具体方药如下：川乌10g，草乌10g，细辛6g，甘草10g，桂枝10g，红花10g，小茴香10g，威灵仙10g。布包盐炒热熨，1日3次，每次10分钟，3日1剂。外用方中二乌为君药，祛风除湿，散寒止痛，温煦肢体。细辛解表散寒，温经止痛；红花温经通脉，活血化瘀；桂枝温阳化气行水，取象比类，引药至肢端。本方特点在于加入小茴香增强散寒止痛之功，威灵仙增强祛风除湿，通利关节之功，且二乌、细辛均有较好的免疫抑制作用。本病的关节损害乃免疫损伤所致，甘草增效减毒，有类似于肾上腺皮质激素的作用，能减轻关节的炎性反应。以此推之，免疫性的关节损伤，比如类风湿性关节炎、银屑病的关节损害，若患者关节疼痛，不红不肿，受寒尤甚，均可选用本方，每每奏效。推而广之，乃至妇女经行腹痛，受寒、吃生冷尤甚者，带状疱疹及后遗神经痛经久不愈者，也可选用此方布包盐炒热熨患处，温经通脉止痛。

【典型病例】廖某，男，63岁，2014年1月8日初诊。主诉：双下肢间歇性跛行2年，双足趾糜烂破溃伴阵发性剧痛1年。患者2年前无明显诱因出现双下肢皮温下降伴间歇性跛行，未予重视，天气转暖后逐渐缓解。1年前入冬后此症状进一步加重，继而出现双足逆冷，足趾红肿破溃，后在外院行换药及口服头孢类抗生素后，红肿消失，但足趾端溃疡久不愈合。本次入冬后上述皮肤不温，疼痛进一步加重，影响睡眠，溃疡面有扩大趋势，疮口紫暗，脓液清稀，肉芽苍白。患者舌质紫暗，苔薄白，脉细弦。

专科检查：双足趾可见糜烂溃疡面，疮口紫暗，脓液清稀，肉芽苍白，足背动脉搏动微弱。

辅助检查：双下肢血管彩超可见血管变细，部分可见粥样硬化斑，部分血管未查及血流信号。

中医诊断：脱疽。

中医辨证：气血两虚证。

西医诊断：动脉硬化性闭塞症（坏死期）。

内治法：补益气血，调和营卫。

方剂：八珍汤加肉桂、丹参、鸡血藤。（具体略）

外治方法：温经通络止痛，托毒生肌，方选二乌散加减。具体方药如下：川乌 10g，草乌 10g，细辛 6g，甘草 10g，桂枝 10g，当归 10g，黄芪 30g，红花 10g。坏死处每日以聚维酮碘清创后煎水浸泡，每次 30 分钟，每日 2 次，两日 1 剂，浸泡后将猪蹄 1 只煎汤淋洗溃疡面 5 分钟，外盖消毒干纱。

二诊：1 周后随访，疼痛较前减轻，溃疡面未再继续扩大，肉芽红活。继服上方 30 剂，外用 15 剂后，足趾疼痛明显减轻，频次减少，不影响睡眠，皮温尚可，溃疡面基本愈合。

【体会】本例患者年老体弱，气血运行功能不佳，每次均于冬季严寒季节发病或加重。寒主收引，寒性凝滞，更易引起血管痉挛，继而缺血坏死。久病多虚多瘀，故而溃疡面久不愈合，疮口紫暗，脓液清稀、肉芽苍白。内服八珍汤气血双补，为疾病的恢复奠定基础。外用方中二乌为君药，祛风除湿，散寒止痛，温煦肢体。细辛解表散寒，温经止痛；红花温经通脉，活血化瘀；桂枝温阳化气行水，取象比类，引药至肢端。本方特点在于加入当归、黄芪，寓当归补血汤之意，益气养血活血，为溃疡面的生长给予养料。同时所用生黄芪有益气托毒之功，推陈出新，腐脱新生。本方画龙点睛之笔即为选用猪蹄汤汁淋洗，猪蹄汤含有大量的胶原蛋白，取象比类，以猪之蹄治人之足，能促进肉芽生长，皮损愈合，堪称中医的表皮生长因子。药食同源，甘草的加入更是增效减毒的佳品。

"内治之理即外治之理，所异者法耳"。皮肤为五脏六腑之外候，但凡皮肤病应全身辨证与皮损局部辨证相结合，内外合治，方能取得较好的疗效。二乌散在以上诸类皮肤疾病的治疗中，充分发挥了其祛风除湿、散寒止痛的功效，尤其沿用古人令其与甘草的配伍，更是增效减毒，相得益彰。研读经典古方，而不拘泥于古，结合单味中药及复方配伍的现代药理研究，古方新用，方能更好地为临床治疗服务。

二、大黄甘草汤

【方剂来源】大黄甘草汤系《金匮要略》名方："食已即吐者，大黄甘草汤主之。大黄甘草汤方：大黄四两，甘草一两。"本方是著名医家张仲景治疗胃肠实热呕吐的一首方剂。后世诸多医家以方测证，将本方主治病机辨为胃肠湿热。现代医家古方新用，用大黄甘草汤治疗神经性头痛、急性牙周炎、口腔溃疡、不寐、热淋、胁痛、过敏性紫癜等疾病，每获良效。钟以泽教授按皮损局部辨证，加减化裁大黄甘草汤，结合现代药理研究，考虑到皮质类固醇在皮肤病治疗中的重要作用，重用甘草，将其用于外治皮肤病，在寻常型银屑病、手足湿疹、足癣、头部脂溢性皮炎等治疗中取得良好疗效。

【药物组成】全方仅由大黄、甘草两味药组成，重用甘草。钟老常用剂量为大黄15g、生甘草60g。以此方为基础方，根据不同的疾病、不同的皮损特点，在此基础上进行加减化裁。

【使用方法】具体使用方法可随症选择湿敷、浸泡、熏洗等。

【功效】清热解毒。

【方义分析】大黄性味苦寒，具有泻下攻积、清热泻火、止血解毒、消痈祛瘀推陈出新的功效。甘草性味甘，有益气补中、清热解毒、祛痰止咳、缓急止痛、调和药性的作用。二者配伍泻中寓补，苦寒与甘平相结合。

【现代研究】现代药理研究大黄外用可抗感染，对多种革兰氏阳性和阴性细菌均有抑制作用，其中最敏感的为葡萄球菌和链球菌，同时兼具有止血之功。现代药理研究甘草有类似肾上腺皮质激素样作用，甘草浸膏和甘草甜素对某些毒物有类似葡萄糖醛酸的解毒作用。二者配伍抗菌消炎全面兼顾。具体到单味药，药理研究如下：

大黄。大黄的药理作用为以下几点：①抗病原微生物：大黄对金黄色葡萄球菌、大肠杆菌等多种细菌有不同程度的抑制作用。大黄抑菌机理为大黄中蒽酮与蒽醌可以被还原成与广谱抗菌药物功效相似的3，4-二羟基衍生物。②抗炎作用：通过抑制核转录因子NF-κB活化，抑制细胞间黏附分子-1、血管细胞间黏附分子、内皮细胞白细胞间黏附分子的表达达到抗炎作用。③抗真菌作用：焦二莉等通过试验发现应用大黄可减轻烫伤大鼠的肠源性真菌感染程度，可抑制肠道内致病菌过度繁殖，可恢复抗感染的抗体黏液-屏障功能。此外，还可及时清除肠道内繁殖的真菌。④其他药理作用：免疫调节、抗氧化等。

甘草。甘草应用广泛，药用价值极高，被称为"国老"。现代研究发现，甘草具有抗炎、抗菌、免疫调节等作用。①抗炎作用：三萜皂苷类、黄酮类、多糖类是甘草的主要生物活性成分。甘草的抗炎机理是甘草次酸（GA）抑制磷脂酶A2、脂加氧酶的活性，抑制前列腺素的合成与释放，从而发挥抗炎作用。甘草酸和甘草次酸可提高内源性和外源性皮质激素的活性，甘草酸和甘草次酸又可与皮质激素受体结合，呈现出糖皮质激素、盐皮质激素样作用。甘草查尔酮A、甘草甜素均可抗炎。在皮肤病方面的研究显示，甘草抗炎不低于皮质类固醇药物，而且不良作用小很多。②抗菌作用：甘草可明显抑制革兰阳性球菌、一些真菌等的生长。其中甘草及其有效成分的抗炎、皮质激素样作用、抗菌等作用常被皮肤科采用，且甘草无剂量依赖性，优势十分明显，应用前景十分广泛。

【主治疾病】

1. 头部脂溢性皮炎（白屑风）及头皮毛囊炎（疖）

脂溢性皮炎是慢性、炎症性皮肤病，好发于皮脂溢出部位，可反复发作，是皮肤科常见疾病之一，成人的发病率为2%~5%。本病好发于头、面等暴露部位。其中发于面部者多表现为红斑、鳞屑，影响美容；发于头部者常有瘙痒，头皮易"出油"，头屑增多等症状，影响患者的身心健康及生活质量。现代研究发现：本病与马拉色菌等感染、痤疮丙酸杆菌感染、皮脂溢出、免疫等因素有关。治疗强调抗真菌、抗炎两方面。"脂溢性皮炎"，属中医"白屑风""面游风"范畴。明代医家详细地描述了该病的症状及特点，将发于头、面者名为"白屑风"，发于胸、背者名为"纽扣风"。清代医家更为详细地描述了该病的症状及特点，并且根据本病发病部位对命名加以细化，其中发于头部者称为"白屑风"，发于面部者称为"面油风"，发于眉部者称为"眉风癣"。脂溢性皮炎发于头部者，因不方便外用药，疗效欠佳。毛囊炎发病多与金黄色葡萄球菌、痤疮丙酸杆菌或马拉色菌等感染有关，头皮油脂分泌过多常加重病情，临床常外用抗生素软膏外用治疗。钟老创大黄甘草发用洗剂外洗，既能清洁油脂，减少皮脂分泌，又有抗细菌、抗真菌及非特异性抗炎作用，并且洗剂相较于传统软膏，用于头部不会导致头发粘连等不适，患者更易接受，有效缓解头部毛囊炎，且夜间外用头部，第二天清晨清洗，避免头发油腻等不适。大黄甘草发用洗剂具体处方如下：生侧柏叶 30g、生大黄 15g、苦参 15g、生黄柏 15g、千里光 15g、芒硝 5g、枯矾 5g、蛇床子 30g、生艾叶 10g、炒苍耳子 10g、生甘草 30g、冰片 1g。功效：清热解毒，燥湿止痒。芒硝、枯矾备用，冰片溶于 100ml 75%酒精或白酒，其余诸药加水 2 500ml 同煎，沸后 20 分钟取药液，将芒硝、枯矾溶于药液，将溶有冰片的白酒加入药液。洗剂后洗头发，边洗边按摩头皮，时间 5~10 分钟。洗发完毕后，不要用清水清洗头发，用干毛巾擦干头发。如果是短发，尽可能让头发自然干燥；如果头发较长，自然风干时间太长，可以在洗发后半小时使用吹风机。第二天早上再用洗发水清洁头发。每 2 日重复使用一次。侧柏叶味苦性寒，苦燥湿，涩收敛，性寒可凉血解毒，得此一味湿浊可去，玄府可收，邪热可去，故为君药。生大黄、黄柏、苦参、生黄柏、千里光、芒硝皆为苦寒之品，生侧柏叶得诸药相助，苦寒直折，以去炎上之火。其中芒硝外用可清热消肿。千里光散风热、疗疮毒；枯矾、蛇床子二药可杀虫、可化浊、可止痒，湿去虫除，邪去正安。诸药合用，分兵用药，以助其功，则红斑可退、丘疹可消、瘙痒可除、鳞屑渐尽，诸症自除。生艾叶、炒苍耳子，其性辛温，辛可开窍，温可祛湿，玄府开阖得宜，则气血津液流通；生甘草甘而微寒，其性缓和，可消诸药之燥烈刺激，又可解毒；助制得法，其效倍增。原方加入冰片，其性寒，味辛、苦，辛香气窜，无往不达，善开毛窍，可引诸药透达肌肤，且能引火热之邪外散。诸药合用，苦寒直折，使火邪去，热毒解，诸症可除。

2. 寻常型银屑病

寻常型银屑病是一种慢性的、反复发作的红斑鳞屑性疾病，发病原因不明，目前尚无根治的办法。《外科秘录·白壳疮》云："白壳疮，皆由毛窍受风湿之邪，皮肤无气血之润，毒乃伏而生癣矣。此等之疮非一二剂补血可以速愈也。故必须外治为妙。"所以，足见从古至今外治法在银屑病治疗中具有重要的意义。钟老将大黄甘草汤加减化裁运用于银屑病药浴治疗中，外治以达清热凉血、润肤止痒之功，方选大黄甘草汤加味：大黄 15g，甘草 60g，苦参 30g，生地 10g，玄参 10g，地肤子 15g，白鲜皮 15g，紫草 20g。将以上药物浸泡半小时，一次性煎 40 分钟。药液用于洗浴，加入适量水，洗浴水温约 38℃，每次 30 分钟，隔日 1 次，每次 1 剂。洗浴后外擦润肤乳，做好保湿护理干预。外用方中大黄、甘草为君药，清热解毒止血；苦参、地肤子、白鲜皮清热解毒，除湿止痒；玄参、生地滋阴清热，防苦燥伤阴太过；紫草加强凉血，同时兼具止血之功。内服外治，诸药合用，湿热得清，血热得散，邪去毒散，故收效捷。药浴能令药物在皮肤潮湿的状态下更好地被吸收，且可以增加皮肤的水合度，同时具有清洁的作用。

3. 接触性皮炎

接触性皮炎发病前有明确的接触史，可发生跟接触部位形态大小相一致的红斑、丘疹、肿胀、糜烂、渗出等多形性损害，瘙痒灼热剧烈。本病属中医"膏药风"范畴，乃因禀赋不耐、腠理空虚，药毒之气乘虚而入，营卫不和，化风化火，外蒸肌肤所致。我们在治疗的时候，首先应该停止皮肤接触的可疑致敏物，并将残留在皮损上的致敏物尽量清除干净。在外治上，尤其是有糜烂渗出、灼热肿胀的急性期皮损，药液冷湿敷是首选。因此钟老在大黄甘草汤的基础上加减化裁以达清热解毒、收湿止痒之功，具体方药如下：大黄 15g，甘草 60g，枯矾 10g，老鹳草 30g，银花藤 15g。以上药物，水煎取汁，浸于 4~6 层纱布上冷湿敷，不滴水为度，紧贴皮肤，每次 30 分钟，每日 2 次，2 日 1 剂。外用方中大黄、甘草为君药，清热解毒凉血；枯矾收敛消肿；老鹳草祛风除湿；银花藤清热解毒。此仅以接触性皮炎为代表，凡皮损发红、肿胀、皮温偏高伴流滋，皆可辨证为热毒蕴结。触类旁通，可用此方如湿疹样皮炎、激素依赖性皮炎等。激素依赖性皮炎仅有发红、发烫、浅表毛细血管扩张，无流滋糜烂者应去银花藤、枯矾，改用乌梅、五倍子等酸收作用稍弱之品，避免皮肤造成紧绷、干燥。

4. 寻常型鱼鳞病

寻常型鱼鳞病是一种不同程度的鱼鳞样脱皮并伴有皮肤粗糙、干燥的角化障碍性皮肤病。多累及下肢伸侧，尤以小腿最为显著。本病属中医"蛇身"范畴。《诸病源候论·蛇身候》曰："蛇身者，谓人皮肤上如蛇皮而有鳞甲，世谓之蛇身也。此由血气否涩不通润于皮肤故也。"此类患者局部辨证乃禀赋不足，气血循行痞涩，瘀血阻滞、新血不生，血虚生风，风胜则燥，肌肤失养所致。钟老在外治中仍然选择大黄甘草汤加减化裁，以达养血活血、润燥止痒之功，具体方药如下：大黄15g，甘草60g，黄芪30g，黄精20g，制何首乌20g，赤芍20g，白芍20g，生地10g，当归10g。水煎外泡，每次30分钟，隔日1次，每次1剂，之后外擦润肤止痒露。外用方以大黄、甘草为君，取大黄活血祛瘀，推陈出新之功；白芍、甘草乃芍药甘草汤，缓急止痛可止痒，酸甘化阴可润肤；黄芪、黄精、制何首乌、生地益气养阴润肤；当归、赤芍养血活血。诸药合用，气血得养，脉络得通，推陈出新，病情可缓解。同理思考，仍可从局部辨证触类旁通，毛周角化症、皮肤淀粉样变性、手足癣（角化过度型、红斑脱屑型）皆以此法外治。手足癣加用抗真菌软膏（如兰美抒乳膏）外擦封包，每每奏效。

【典型病例】朱某，男，40岁。2018年6月9日初诊。头部反复起红斑、丘疹、鳞屑伴瘙痒2年，加重10天。患者2年前无明显诱因头部起红斑、丘疹、鳞屑，伴剧烈瘙痒，自述头皮油腻，须每天清洗，于成都市某医院就诊，诊断为脂溢性皮炎，予"康王"洗头，外用"曲安奈德益康唑乳膏"后病情好转。此后多年患者每因熬夜或吃甜食、辛辣食物后病情复发，多次采用"康王""采乐"洗头，外用"曲安奈德益康唑乳膏""皮炎平"等软膏，疗效逐渐变差。10天前患者自诉熬夜后病情加重，头皮见红斑、丘疹、鳞屑，红斑瘙痒，丘疹压痛。纳食尚可，眠差，大小便无异常，舌质红，苔黄腻，脉弦。

专科检查：头皮油脂较多，头顶、枕部见大片斑片，色鲜红，边界较清，斑片上覆细腻性鳞屑，头皮有数个红色丘疹，压痛（+）。

辅助检查：皮肤镜检查：镜下可见头皮油脂溢出，大片鲜红斑，其上有白色或黄色鳞屑、结痂、抓痕。头皮散在丘疹，周围见毛细血管扩张。

中医诊断：面游风。

中医辨证：湿热蕴肤证。

西医诊断：脂溢性皮炎。

内治法治则：清热除湿，解毒止痒。

方剂：黄连温胆汤和三皮消痤汤加减。

药物组成：黄连 6g，法半夏 10g，竹茹 10g，陈皮 10g，茯苓 15g，生甘草 5g，枳实 10g，桑白皮 10g，地骨皮 10g，牡丹皮 10g，白花蛇舌草 30g，薏苡仁 30g，桔梗 10g。7 剂，水煎服，日 3 次，200ml/次，饭后温服。

外治法：大黄甘草发用洗剂外洗。2 日 1 次。

二诊：中药内服、外洗 7 日后，患者头部油腻感明显减轻，头发可两天 1 洗，头皮瘙痒、丘疹压痛基本消失。查体：头皮原有红斑由鲜红色变为暗红色，原有鳞屑、丘疹基本消退。诸患者规律作息，并继续予大黄甘草发用洗剂洗头，2 周后诸症消失，痊愈。

【体会】头部脂溢性皮炎有皮脂溢出和干燥两种类型，临床以皮脂溢出多见，最主要的表现就是患者诉头皮油腻，需要两天甚至每天洗头，本洗剂治疗这种皮脂溢出的脂溢性皮炎疗效较好。

脂溢性皮炎在西医治疗方面，强调抗真菌、抗炎两方面，广大患者对治疗诉求强调祛油。临床抗真菌的洗剂以酮康唑洗剂为代表，抗炎以含糖皮质激素的复合制剂为代表，祛油以二硫化硒洗剂为代表。临床目前尚未见集抗菌（细菌、真菌）、抗炎、控油多种功效于一体的洗剂，大黄甘草发用洗剂正好有以上功效，为方便患者使用，我院还开展了中药特殊调配，将该洗剂熬制成药液分装，临症用温水稀释后就可使用。

三、祛疣酊

【方剂来源】祛疣酊原方来源于民国时期四川名医李幼文先生，为各路医家治疗疣病提供了宝贵经验。钟以泽教授在此方基础上经过多年临床应用摸索，总结出了由以下 8 味药组成的新方，制成酊剂，在临床上取得了满意疗效。

【药物组成】柴胡 20g，板蓝根 30g，木贼 20g，香附 20g，白芷 20g，薏苡仁 30g，千里光 30g，五倍子 20g。

【使用方法】将上述药物放入玻璃容器，倒入 50°白酒浸泡 1 周，待颜色变为深棕后，每日可用棉签蘸取外擦于疣体处，擦时可用棉签头轻轻摩擦疣体，力度不宜过重，以防止擦破皮肤。每日 2 次。每日白天 1 次，夜间清洁面部后睡前半小时再使用 1 次。

【注意事项】外擦此酊后应做好防晒，避免暴晒。若外擦后皮肤出现潮红及针刺烧灼感，此类患者应停止继续使用。

【功效】解毒祛疣。

【方义分析】方中以柴胡、板蓝根为君药，二者均为清热凉血、解毒之要药，其中柴胡醋制更可加强收敛皮损之功。木贼味甘、苦，性平，疏风清热，行气散结，配合功效相近的香附使消积功效倍增。千里光散风热，疗疮毒。薏苡仁亦可解毒祛瘀散结，五倍子味辛、酸，可收敛腐蚀疣体，使其剥落。白芷味辛，能透疹解毒，并可使诸药药效渗透入里。以上合用病症可除。

【单味药论述】具体到单味药，本方中主要药物木贼、香附、柴胡、板蓝根、薏苡仁均有较强的疏风解毒功效。

木贼：味甘苦、平，入肺、肝胆经，有疏散风热、解肌、退翳之功。《嘉祐本草》："主目疾，退翳膜。又消积块，益肝胆，明目，疗肠风，止痢及妇人月水不断。"木贼含酚酸成分，其中的咖啡酸外用于皮肤，有抗炎、抗病毒等作用。

香附：味辛微甘苦、平。入肝、三焦经。有理气解郁，调经止痛等作用。《本草纲目》："散时气寒疫，利三焦，解六郁，消饮食积聚，痰饮痞满，跗肿，腹胀，脚气，止心腹、肢体、头、目、齿、耳诸痛，痈疽疮疡，吐血，下血，尿血，妇人崩漏带下，月候不调，胎前产后百病。"现代药物研究表明香附根块有较强抗菌作用，可改善外周组织微循环，抑制疣体增生。

柴胡：性微寒、味苦、辛、归肝经、胆经，具疏肝利胆、疏气解郁、散火之功效。《神农本草经》："气味苦、平，无毒。主心腹肠胃中结气，饮食积聚，寒热邪气，推陈致新。久服轻身、明目、益精。"现代研究发现，柴胡皂苷类成分具有明显的抗炎作用。柴胡皂苷可显著抑制炎症过程，如炎性渗出、毛细血管通透性升高、炎症介质释放、白细胞游走和结缔组织增生等。

板蓝根：味苦、性寒，归心、胃经。具有清热解毒、凉血利咽的功效。板蓝根具有抗菌、抗炎、抗病毒、抗肿瘤、免疫调节等药理作用。研究表明，其对病毒有直接杀灭作用，能抑制病毒 RNA 和蛋白质的合成，从而抑制病毒复制。推测与板蓝根的多糖成分相关，板蓝根当中的多糖成分在抗病毒中有至关重要的作用。

薏苡仁：性凉，味甘、淡。归脾、胃、肺经。具有健脾渗湿、清热排脓、除痹、利水的功能。近年医学研究发现，薏苡仁有抗病毒、抗肿瘤及免疫调节作用。国外学者的研究发现，薏苡仁中的α-单亚麻酯提取物有明显的抗病毒作用。

【主治疾病】

1. 扁平疣（扁瘊）

扁平疣是由人乳头瘤病毒（HPV）感染引起的常见皮肤病，主要通过直接接触传染，也可以间接传染。病毒一般从破损的皮肤黏膜进入上皮细胞而感染。往往和机体的免疫力下降关系密切。一般好发于面部及手、背部，皮疹呈灰褐色或淡咖啡色扁平丘疹状，表面光滑，无瘙痒疼痛等自觉症状，青年多见。搔抓或摩擦患处会造成病毒复制，皮疹增多。病程慢性，部分患者皮疹可自行消退，但容易复发。发于面部的扁平疣常常影响患者自信心，尤其是女性患者，对患者身心健康及生活质量造成困扰。

中医将扁平疣称为"扁瘊"，最早的记载见于春秋时期《五十二病方》。中医认为扁平疣是由内外因相互作用而发病。外因多由风热邪气博于肌肤而发；内因由肝火内动，上扰肌肤或肝气郁结、气滞血瘀所致，还可由正气不足、不能抵御邪毒所致。

现代西医治疗多以物理治疗为主，如激光烧灼或液氮冷冻等。对发于面部患者有外伤感染的风险，预后易留瘢痕或色素沉着。钟老创祛疣酊外擦，可达到与物理治疗相同的祛疣效果，既使用方便，又可减少物理治疗后的感染风险。

2. 丝状疣

丝状疣也是由于感染人乳头瘤病毒所致，俗称"线疣"。常常好发于颈部、眼睑。外形呈丝状突出于皮肤表面。孤立存在，数量一般较多，很少融合成片，无明显自觉症状。中青年多见，和扁平疣类似，可通过直接或间接接触传染。好发于长期熬夜、缺乏锻炼等免疫力低下患者。中医认为本病多由风热血燥、怒动肝火、本虚标实所致。西医治疗仍以二氧化碳激光、液氮冷冻或手术为主。因"扁平疣"属同类疾病，故此病亦可使用钟老祛疣酊外擦，往往效果理想。

【典型病例】1. 张某，女，25岁。2020年4月20日初诊。面部散在丘疹2$^+$月，加重2周。患者2$^+$月前无明显诱因面部出现针尖至米粒大小淡咖啡色丘疹，表面光滑，抚之碍手，皮疹数量逐渐增多，无明显疼痛及瘙痒。后于某医院就诊，诊断为扁平疣，予激光烧灼处理，皮疹已基本消退。近两周面部再次出现类似皮疹，患者自行院外购买干扰素软膏外擦，但效果不明显，皮疹未见消退，遂于我院钟以泽教授门诊就诊，诊断为"扁平疣"。就诊时双侧面颊可见米粒大小淡褐色丘疹，表面光滑无鳞屑，高出皮面，部分可见蜡样反光。未诉疼痛及瘙痒等异常感觉。纳可，眠差，平素熬夜较多，大小便无异常，舌质淡红，苔白腻，脉沉细。

专科检查：双侧面颊可见米粒大小淡褐色丘疹，孤立存在，表面光滑，高出皮面，部分可见蜡样反光。未诉疼痛及瘙痒。

西医诊断：扁平疣。

中医诊断：扁瘊。

中医辨证：气虚夹湿证。

内治法治则：益气固表，解毒除湿散结。

服剂：玉屏风散加减。

药物组成：黄芪30g，白术20g，茯苓20g，薏苡仁30g，防风10g，桔梗10g，柴胡10g，板蓝根15g，白芷10g，浙贝10g，升麻10g，鸡血藤30g。14剂，水煎服，日3次，100ml/次，饭后温服。

外治法：祛疣酊外擦，每日2次。

二诊：患者2周后复诊，中药内服、祛疣酊外擦后，现面部部分皮疹可见明显变平消退，可见消退后色素沉着，未见新发皮疹，舌质淡红，舌苔变薄白，原方去茯苓，余不变，并嘱患者作息规律，减少熬夜，继续口服中药合并祛疣酊外用2周，2周后复诊，皮疹已基本消失，未见新发皮疹。

2. 王某，女，45岁。2020年7月10日初诊。颈部散在赘生物6+月，复发加重3周。患者6+月前无明显诱因颈部逐渐出现针尖至米粒大小淡褐色高出皮面赘生物，皮疹形态呈半球状或丝状，患者未到医院就诊，后皮疹数量逐渐增多，无明显瘙痒。后于当地医院就诊，诊断为丝状疣，分别予三次液氮冷冻治疗，经治疗后大部分皮疹已基本脱落消退。近三周颈部再次出现类似皮疹，遂于我院钟老门诊就诊，诊断为"丝状疣"。就诊时颈部可见米粒大小淡褐色赘生物，高出皮面，多数呈丝状突起，质地柔软，带蒂，无明显异常感觉。平素眠差，易怒，感口苦，大小便无异常，舌质红，苔薄黄，脉弦。

专科检查：颈部可见米粒大小淡细长柔软褐色赘生物，高出皮面，多数呈丝状突起，孤立存在，带蒂。无明显自觉症状。

中医诊断：线瘊。

中医辨证：肝气郁结证。

西医诊断：丝状疣。

内治法治则：疏肝解郁，解毒散结。

服剂：逍遥散加减。

药物组成：柴胡15g，板蓝根20g，香附10g，车前草15g，桔梗10g，薏苡仁30g，生地黄10g，当归10g，合欢皮30g，首乌藤30g，酸枣仁10g，升麻10g。14剂，水煎服，日3次，100ml/次，饭后温服。

外治法：祛疣酊外擦，每日2次。

二诊：患者2周后复诊，中药内服、祛疣酊外擦后，颈部半数皮疹可见明显消退，未见新发皮疹，睡眠质量有所改善，舌质红，苔薄白，继续原方口服，祛疣酊外用一月，后复诊，皮疹已基本消失，未见新发皮疹，痊愈。

【体会】目前扁平疣、丝状疣等病毒性疾病临床患病人数逐年增多，多见于青年人或中年人，考虑其原因多为平素生活作息不规律且缺乏锻炼，造成免疫力下降，病毒毒性增强而使疾病反复加重。祛疣酊外用方便使用，为抗拒口服中药的患者提供便捷，单独外擦使用往往效果也佳。

四、乌梅甘草汤

【方剂来源】"乌梅甘草汤"系治疗胃气痛的内服名方，来源于清代刘鸿恩著《医门八法》卷三，书中记载本方药物组成包含大乌梅5个（约15g），甘草五钱（约15g），主治肝气有余、肝血不足，以致胃气痛者。钟以泽教授在临床工作中，古方新用，调高甘草剂量，重用甘草，将其加减化裁，将此内服方灵活用于多种皮肤科疾病的外治中，在湿疹、颜面再发性皮炎、寻常型银屑病、手足癣、手足汗疱疹、脂溢性皮炎等治疗中的外治经验取得了良好的疗效。

【药物组成】钟以泽教授以乌梅甘草汤为主要架构，重用甘草，常用剂量为乌梅15g，甘草60g。以此方为基础方，根据不同的疾病、不同的皮损特点，在此基础上进行加减化裁。

【使用方法】具体使用方法可随症选择浸泡、熏洗、湿敷等。

【功效】养阴润肤，敛疮止痒。

【方义分析】乌梅是由蔷薇科植物——梅的干燥又接近成熟的果实加工而成的，性味平，味酸涩，归肝、脾、肺、大肠经，具有收敛肺气、涩肠止泻、生津止渴的作用。甘草性味甘平，有益气补中、清热解毒、祛痰止咳、缓急止痛、调和药性的作用。而乌梅与甘草配伍，将酸甘化阴的理论运用于皮肤病的外治治疗中。酸味药与甘味药配伍，不仅可养阴生津，还能缓急、内敛、沉降。正如叶天士云："酸能敛阴生津，甘药可令津回，酸甘可化阴生液"，二药同用相得益彰。外治组方中重用甘草，更是注重了其甘缓的特性，让本方药性更加温和，减少对皮肤的刺激。

【现代研究】现代药理研究表明，乌梅、乌梅炭、乌梅肉等对金黄色葡萄球菌、大肠杆菌、绿脓杆菌、白色念珠菌有不同程度的抑菌作用。乌梅可以抑制实体瘤重量，增强免疫，还具有免疫调节及抗过敏作用。现代药理研究，甘草有类似肾上腺皮质激素样作用，甘草浸膏和甘草甜素对某些毒物有类似葡萄糖醛酸的解毒作用。

【主治疾病】

1. 亚急性湿疹及慢性湿疹

亚急性湿疹是一种常见的皮肤炎性皮肤病，以皮疹损害处具有渗出潮湿倾向而得名。亚急性湿疹是介于急性湿疹和慢性湿疹中间的一个过渡阶段。亚急性湿疹是在急性湿疹炎症减轻之后，或急性期未及时适当处理，拖延时间较久而发生亚急性湿疹。皮损以小丘疹、鳞屑和结痂为主，仅有少数丘疱疹或小水疱及糜烂，亦可有轻度浸润，自觉仍有剧烈瘙痒。易反复发作。与急性湿疹、慢性湿疹间可互相转换，经久不愈。多因急性、亚急性湿疹反复发作不愈演变而成，亦可开始即呈现慢性炎症。患处皮肤浸润增厚，变成暗红色及色素沉着，表面粗糙，覆以少许糠秕样鳞屑，或因抓破而结痂，个别有不同程度的苔藓样变，具局限性，边缘亦较清楚，外周亦可有丘疹、丘疱疹散在，当急性发作时可有明显渗液。自觉症状亦有明显瘙痒，常呈阵发性。在手、手指、足趾、足跟及关节等处，因皮肤失去正常弹性加上活动较多，可产生皲裂而致皮损部有疼痛感。慢性湿疹可发生于身体任何部位，常见于小腿、手、足、肘窝、膝盖、外阴、肛周等处。病程不定，易复发，经久不愈。

钟老在治疗本病的过程中，除了使用中药内调，同时可结合药物外用，方选乌梅甘草汤加减，以达养阴润肤、敛疮止痒之功，具体方药如下：乌梅15g，甘草60g，黄芪30g 黄精20，女贞子10g，桑葚子10g，黄柏30g，苍耳子10g，白芷10g。煎水药浴，每次15分钟，2日1次，每次1剂，水温不宜太高，不冷即可。蛇黄软膏外擦一日两次。外用方中以乌梅甘草为君，重用甘草，二者酸甘化阴濡养肌肤，甘补酸敛在对新发皮损伴渗出具有明显收敛作用的同时，易可防止收敛过度而出现的皮肤干燥。黄芪益气托毒，黄精、女贞子、桑葚子养阴润肤，黄柏清热解毒，苍耳子疏风止痒，白芷用作此处有中药透皮剂之功，促进药物渗透吸收。甘草调和诸药，同时发挥其类激素样作用，抗炎抗变态反应，减轻皮肤炎性反应。内服外治，诸药合用，脾气得健，风邪得散，肌肤得养，渗液得敛，故收效捷。触类旁通，药浴的方法适合亚急性渗出较少或者慢性湿疹，但对于急性湿疹渗出、肿胀较为严重者，并不使用。可在乌梅甘草汤的基础上加入白鲜皮、地肤子除湿止痒，忍冬藤、马齿苋清热解毒，渗液较重者可加入枯矾收湿敛疮，该药浴为水煎液冷湿敷，每每奏效。

2. 颜面再发性皮炎及急性湿疹

颜面再发性皮炎是指颜面部发生的轻度红斑鳞屑性皮肤病，又称再发性潮红性落屑性颜面红皮症和颜面颈部秕糠性皮炎，多见于 20~40 岁女性，其他年龄及男性也可见到，多在春秋季发病。主要的临床表现为：颜面部有轻度局限性红斑、细小糠状鳞屑，发病突然，自觉瘙痒，经 1 周左右消退，易反复发生，迁延难愈。急性湿疹皮疹为多数密集的粟粒大的小丘疹、丘疱疹或小水疱，基底潮红。由于搔抓，皮损可呈明显点状渗出及小糜烂面，病变中心往往较重，而逐渐向周围蔓延，外周又有散在丘疹、丘疱疹，故边界不清。当合并有感染时，则炎症可更明显，并形成脓疱，脓液渗出或结黄绿色或污褐色痂，还可合并毛囊炎、疖、局部淋巴结炎等。颜面再发性皮炎可发生于体表任何部位，多对称分布，以头面、耳后、四肢远端、手足暴露部位和外阴部好发。

钟老关注到这一点，在外治中采用乌梅甘草汤加减，以达到清热止痒、解毒消肿之功，具体方药如下：乌梅 15g，甘草 60g，忍冬藤 30g，马齿苋 20g，五倍子 10g。水煎取汁，浸于 4~6 层纱布上，不滴水为度，紧贴皮肤冷湿敷，湿敷范围比皮损面积稍宽，每次 30 分钟，每日 2 次，两日 1 剂。湿敷完毕后，洗净，外涂医用保湿乳。外治法以皮损局部辨证为主，红热肿胀则选用冷湿敷的方法。外用方中乌梅甘草为君药，乌梅酸涩、收敛、缓急，具有较好的收敛消肿的作用，且乌梅具有免疫调节及抗过敏作用，可防止面部皮炎的反复发生。因其可生津，再与甘草配伍，酸甘化阴，药性温和，避免了过度酸收而出现的皮肤干燥、脱屑、紧绷；忍冬藤清热解毒、通络消肿；马齿苋清热解毒；五倍子收敛消肿。故本方可以不作调整，适用于本病治疗始终。触类旁通，急性湿疹、接触性皮炎等变态反应性皮肤病，但凡属于急性期的表现，或糜烂渗出，或鲜红肿胀，或灼热难耐，均可使用本外用方加减，若渗出明显者可加用枯矾 10g，收敛效果更佳；瘙痒明显者可加入白鲜皮 15g，地肤子 10g；灼热明显者可加入野菊花 15g，苦参 15g，增强清热解毒之功。

3. 手足汗疱疹及手足癣（丘疹水疱型）

手足汗疱疹是一种发于手、足，以密集分布的粟粒大小的水疱为主要特征的疾病，与手足汗出不畅有关。手足癣是指皮肤癣菌侵犯指趾、趾间、掌跖部所引起的感染。在游泳池及公共浴室中穿公用拖鞋易感染足癣，手癣常由足癣感染而来。病原菌主要为红色毛癣菌、须癣毛癣菌及表皮癣菌等，近年来白念珠菌感染也不少见。

钟老在治疗本病尤其重视内调外治，外治以清热解毒、收湿敛疮为主，方选乌梅甘草加减：乌梅 15g、甘草 60g、枯矾 10g、五倍子 10g、苍术 10g、黄柏 30g、苍耳子 10g、生艾叶 10g、冰片 5g，2 日 1 剂，水煎取汁外泡，冰片不入煎剂，溶解于适量 75% 医用酒精后，直接倒入煎好的外用药液中，每日 2 次，每次 15 分钟。继续口服氯雷他定片，外擦皮炎平软膏。外用方中乌梅甘草为君药，乌梅收湿敛疮，配伍大剂量甘草解毒抗炎，酸甘化阴以防收敛过度引发后期皮肤干燥。中药浸泡的优势明显，不仅可以软化角质，而且可以增加皮肤的含水度，促进药物渗透，故加用枯矾、五倍子增强收敛，促进水疱吸收；苍术祛风除湿，其含有丰富的维生素 A，促进皮肤正常角化；黄柏清热解毒，苍耳子疏风止痒，生艾叶有中药透皮剂之功，促进药物渗透；冰片增强止痒力量。但在使用中应特别注意，冰片不溶于水，故不宜入煎剂。中药浸泡促进药物吸收，虽掌跖角质较厚，药物仍可渗透至皮下，无须以针挑破，水疱自然干涸。对水疱干涸后，将会出现皮肤干燥、脱皮，乌梅与甘草的配伍酸甘化阴，敛而不燥，有效预防干裂，促进皮肤屏障修复。触类旁通，凡发掌跖，伴有丘疹水疱瘙痒者均可使用此方外泡，如手足癣（丘疹水疱型），可酌情加入露蜂房 10g、生百部 10g、榧子 10g 等有杀虫功效之品。因蜂房形似水疱密集发于手足的表现，用法有取象比类之意。

4. 扁平疣及跖疣

扁平疣是一种以扁平丘疹为主要表现的皮肤浅表性赘生物，由人乳头瘤病毒感染引起。发于暴露部位者（尤其是颜面部）非常影响美观，部分患者自行搔抓，引起"同形反应"，形成了更多扁平疣的皮损。目前西医对于扁平疣的治疗常以外治为主，同时辅以内治，不仅治疗时间长，而且容易留下瘢痕及复发。跖疣是发生在足底部的寻常疣。多由人乳头瘤病毒感染引起，可以通过皮肤的微小破损自身接种传染，从而出现越来越多的跖疣。发生在足跟、跖骨头或跖间的赘生物，是寻常疣的一种。

钟老在治疗该类疾病时，选乌梅甘草汤加减，以清热止痒、敛疮散结为主，具体方药如下：乌梅 15g，甘草 60g，木贼 10g，香附 10g，五倍子 10g，地骨皮

10g，红花 10g，猫爪草 10g，白芷 10g。每日 1 剂，水浓煎至 500ml，取汁外洗，每日 2 次，每次 5 分钟。外用方中乌梅、甘草为君药，有较好的收敛作用，且对皮肤组织的增生具有抑制作用，乌梅味酸，甘草味甜，酸甘化阴一收一润，促进疣体脱落。扁平疣体乃因正气不足，腠理不密，感外邪而凝聚肌肤所致。木贼、香附配伍在清热解毒的前提下，更加强了药物的开郁行气散结之功，让扁平疣体得以消散。五倍子增强酸收之功；地骨皮取象比类，以皮治皮；红花增强活血散瘀之功，促进有形之邪消散；猫爪草增强化痰散结；白芷透进药物渗透。药到病除，病得解也。以此推之，我们将此方法用于发生在足底的跖疣。跖疣初发者，可直接用外科手术、激光或液氮冷冻治疗。但是因其初起病情较轻，无任何自觉症状，易被忽略，而足底摩擦时皮肤屏障受损，有利于病毒自身接种。随着疣体的进一步长大，会压迫到疣体出现疼痛；或在原有疣体周围出现数个新生疣体，部分融合成片，才被患者发现，此时已不适合传统手术或激光手术。根治多发性跖疣比较困难，中医中药彰显优势，我们加用此方进行浸泡，同时配合内服中药消疣汤加减，新发的较小的疣体自行脱落，较大疣体变小，不仅节约治疗费用，而且减少患者创伤。

【典型病例】庄某，女，35 岁，2020 年 6 月 12 日初诊。主诉：颜面部突然起数个散在分布的皮色扁平丘疹，伴有明显瘙痒。患者舌质红，苔薄白，脉弦。

专科检查：颜面部可见数个散在分布的皮色扁平丘疹。

中医诊断：扁瘊。

中医辨证：肺经风热证。

西医诊断：扁平疣。

治法：疏风清热，软坚散结。

内服方药：消疣汤加减。（具体略）

外治方药：外治清热止痒，敛疮散结，予以乌梅甘草汤加减：乌梅 15g，甘草 60g，木贼 10g，香附 10g，五倍子 10g，地骨皮 10g，红花 10g，猫爪草 10g，白芷 10g。每日 1 剂，水浓煎至 500ml，取汁外洗，每日 2 次，每次 5 分钟。

二诊：1 周后随访，患者瘙痒减轻，部分皮损脱落，无新发。嘱患者继服上方 6 剂，外用 6 剂后，所有皮损完全消失，目前未有复发。

【体会】 扁平疣是一种以扁平丘疹为主要表现的皮肤浅表性赘生物，由人乳头瘤病毒感染引起。发于暴露部位者，尤其是颜面部非常影响美观，部分患者自行搔抓，引起"同形反应"，形成了更多扁平疣的皮损。目前西医对于扁平疣的治疗常以外治为主，同时辅以内治，不仅治疗时间长，而且容易留下瘢痕及复发。本例患者为中年女性，突感风热邪毒，上攻头面，发为皮色扁平丘疹，伴有明显瘙痒。此为扁平疣新发期。西医治疗常选激光电灼或液氮冷冻，不仅容易反复，而且在新发期的扁平疣具有同形反应，使用此方法后，容易在皮肤创伤面形成新的扁平疣的疣体。新发期病毒最活跃，中医中药抗病毒疗效独特，所以采用保守无创的中医治疗收效明显。外用方中乌梅甘草为君药，有较好的收敛作用，且对皮肤组织的增生具有抑制作用，乌梅味酸，甘草味甜，酸甘化阴一收一润，促进疣体脱落。扁平疣体乃因正气不足，腠理不密，感外邪而凝聚肌肤所致。木贼、香附配伍在清热解毒的前提下，更加强了药物的开郁行气散结之功，让扁平疣体得以消散；五倍子增强酸收之功；地骨皮取象比类，以皮治皮；红花增强活血散瘀之功，促进有形之邪消散；猫爪草增强化痰散结；白芷透皮促进药物渗透。药到病除，病得解也。

以此推之，我们将此方法用于发生在足底的跖疣。跖疣初发者，可直接用外科手术、激光或液氮冷冻治疗。但是因其初起病情较轻，无任何自觉症状，易被忽略，而当足底摩擦时皮肤屏障受损，有利于病毒自身接种。随着疣体的进一步长大，行走压迫时出现疼痛；或在原有疣体周围出现数个新生疣体，部分融合成片，才被患者发现，此时已不适合传统手术或激光手术。根治多发性跖疣比较困难，中医中药彰显优势，我们加用此方进行浸泡，同时配合内服中药消疣汤加减，新发的较小的疣体自行脱落，较大疣体变小，不仅节约治疗费用，而且减少患者创伤。

"内治之理即外治之理，所异者法耳"。皮肤是人体最大的器官，为五脏六腑之外候。应内外合治皮肤疾病，将全身辨证与局部辨证相结合，才能取得更好的疗效。我们在以上多种疾病治疗中，巧妙地将内服古方乌梅甘草汤灵活加减化裁运用在皮肤外治中，重用甘草，收效明显。古为今用，古方新用，传承创新，更好地为患者服务。

五、五妙散

【方剂来源】 五妙散由二妙散演化而来，二妙散最早见于《世医得效方》，名苍术散，朱丹溪将它收入《丹溪心法》，并改名二妙散。五妙散是我院已故著名中医外科专家文琢之教授根据多年临床经验在二妙散的基础上加入大黄、羌活、红花化裁而成。钟以泽教授师承文琢之教授，紧抓"湿性趋于下"的特点，灵活运用此方治疗多种湿热类皮肤病，疗效显著。

【药物组成】 大黄90g；羌活120g；苍术150g；黄柏150g；红花120g。

【使用方法】 上方共研极细粉末，用蜂蜜水调敷患处，每日1次。

【功效】 清热燥湿，消肿止痛。

【方义分析】 方中苍术、黄柏即二妙散之意。苍术，辛苦性温，苦香燥烈，有辛达之性，既能除里湿，又能除表湿，正和湿疹在皮之病位，为祛风胜湿健脾之药；黄柏苦寒、沉降，专攻清热燥湿，取其在皮走皮之意，又能兼入下焦，善清下焦湿热。《珍珠囊》有云："黄柏之用有六，泻膀胱龙火，一也……除下焦湿肿，三也……"大黄性属苦寒，归脾、胃、大肠、肝经，主要作用为泻火解毒、泻下攻积、清热化湿，兼有活血化瘀之功。红花味辛，性温，归心、肝经，主要功效为活血通经，去瘀止痛。《本草纲目》言："活血，润燥，止痛，散肿，通经。"羌活性温，味辛、苦，为辛温解表之风燥药物，能发汗解表，以升阳散风去皮腠肌表之湿邪；而与清热之黄柏、大黄等药配伍，可收祛湿而不助热、清热不留湿之效。加蜂蜜调敷，以补中止痛。全方组方严谨，君臣相互为用，辅佐有力，合而用之清热解毒、行气散结，除湿通络止痛。

【现代研究】 现代药理学研究表明，黄柏通过抑制细菌RNA的合成和细菌的呼吸，对金黄色葡萄球菌、肺炎链球菌、痢疾杆菌等均有良好的抑制作用，通过降低毛细血管通透性，提高吞噬细胞的功能，从而抑制炎症作用。黄柏在抗菌解毒的过程中可以有效地促进血管新生，改善微循环，消除炎症水肿，促进伤口愈合和肉芽组织生成。苍术中提取的苍术内酯具有抗炎的作用，可抑制醋酸引起的小鼠血管通透性的增加，同时苍术对于金黄色葡萄球菌、大肠杆菌、结核分枝菌、枯草芽孢杆菌和铜绿假单胞菌具有显著的灭菌作用。红花超临界萃取物对金黄色葡萄球菌、铜绿假单胞菌和枯草芽孢杆菌有较好的抑制作用。红花黄色素对血小板活化因子受体（PTAFR）蛋白也有较强的拮抗作用，体现了红花的消炎和镇痛的作用。新鲜羌活挥发油对铜绿假单胞杆菌、大肠杆菌和金黄色葡萄球菌具有一定的抑制作用，羌活乙醇浸提物对尖孢镰刀菌、番茄早疫病病原菌和灰葡萄孢菌3种真菌也能产生抑制作用。大黄属药用植物中的蒽醌类成分和挥发油能够较好抑制革兰阳性菌和革兰阴性菌。大黄素通过对金黄色葡萄球菌细胞膜的通透性破坏，抑制金黄色葡萄球菌体内的蛋白质合成，对代谢关键酶的活性产生抑制而发挥杀菌作用。

【主治疾病】

1. 颈部急性淋巴结炎（颈痈）

颈部急性淋巴结炎是发生在颈部两侧淋巴结的急性炎症性疾病。该病多继发于其他炎症病灶，如咽喉、口腔、头面部等感染时，由化脓性细菌沿淋巴管侵入局部淋巴结所致。致病菌有乙型溶血性链球菌和金黄色葡萄球菌等炎症扩展至淋巴结周围，几个淋巴结粘连成团，也可发展为脓肿，有波动感，局部疼痛加剧，甚至化脓。中医称之为"颈痈"，属中医"风温""痰核"范畴。本病多见于儿童。《疡科心得集》记载，"颈痈生于颈之两旁，多因风温痰热而发"。颈项位于人体上部，易于感受风邪。风温、风热之邪夹痰侵袭少阳、阳明经络，蕴结于颈侧而发病。五妙散无寒热偏好，适用于半阴半阳之肿疡，具有清热燥湿、消肿止痛作用，临床操作简便，性中和无须担忧损伤人体阳气。

2. 结节性红斑

结节性红斑是一种结节性炎症性皮肤病，位于皮下脂肪小叶间隔，皮损常见于下肢伸侧，尤其是胫前部位，对称分布，通常表现为红色结节和斑块，伴肿痛，女性多见，其整体病程数周至数年长短不一，但大多有自发缓解趋势。本病发病病因复杂，可能与感染、药物、某些自身免疫病、恶性肿瘤等有关。治疗上，西医常用激素、非甾体抗炎药、免疫抑制剂等药物，但不良反应较多，且复发率较高。中医称为"瓜藤缠"，取皮损如瓜藤缠绕之意，其病情反复发作，难以治愈。钟老认为，本病为素体蕴湿，湿郁日久化热，痰凝血瘀，阻滞经络所致，治以温经散寒、祛湿通络或清热祛湿、化瘀散结为法。善用中医外治法，以五妙散外敷患处，使药物通过皮肤吸收，发挥清热解毒、行气散结，除湿通络止痛等作用，内外同治，往往取得较好的疗效。

【典型病例】王某某，女，25 岁。2017 年 3 月 2 日初诊。主诉：发现右颈部肿物 5 天。患者 5 天前无明显诱因自觉右颈部肿胀，触之可见一椭圆形肿物，压之疼痛，伴低热，体温波动为 37.3～37.8℃，咽部疼痛，自行口服"阿奇霉素片"，未见明显好转，遂来我院门诊就诊。查体：T：37.6℃，咽部红肿，扁桃体 I 度肿大，右颈部可触及一鸽蛋大小椭圆形肿物，边界清楚，与周围组织无粘连，质韧，活动度可，压之疼痛，无波动感，局部皮温升高。患者自发病以来，口干口渴、肝气不舒，纳差，眠可，大便干，2～3 日 1 次，小便正常，舌质红，苔黄，脉数。

专科检查：右颈部可触及一鸽蛋大小椭圆形肿物，边界清楚，与周围组织无粘连，质韧，活动度可，压之疼痛，无波动感，局部皮温升高。

辅助检查：右颈部浅表肿物彩超提示：右颈部可探及一低回声结节，大小为 1.5cm×2.0cm，边界清，内回声欠均匀，周围无明显血流信号，结合临床，考虑右颌下淋巴结炎。结核菌导试验阴性。

中医诊断：颈痈

中医辨证：风热痰毒证。

西医诊断：颈部淋巴结炎。

治法：祛风清热，化痰散结。

内服方药：五味消毒饮合透脓散加减。方示如下：

金银花 30g，蒲公英 15g，紫花地丁 15g，天葵子 15g，野菊花 15g，当归 10g，川芎 10g，黄芪 30g，皂角刺 15g，穿山甲① 5g，夏枯草 15g，郁金 10g，天花粉 10g，玄参 20g，生地黄 30g，火麻仁 30g。

7 剂，水煎口服，每日 3 次，200ml/次，饭后温服。

外治方药：五妙散外敷。每日 1 次。

二诊：体温恢复正常，咽喉部无疼痛，扁桃体无肿大，右颈部肿物疼痛明显缓解，肿胀感减轻，皮温正常，食欲较前改善，情志舒畅，无口干口渴，大

---

① 穿山甲为我国一级保护动物，临床上用代替品。

便正常。故仍予基本方：五味消毒饮合透脓散加减。无口干口渴，故去玄参、天花粉；情志舒畅，故去郁金；无大便干结，故去火麻仁。颈部肿物仍可触及，加浙贝母 15g。继续外敷五妙散。嘱患者避风寒，畅情志，清淡饮食，定期复诊。

三诊：触之右颈部肿物较前变小，无压痛，余无明显不适，复查右颈部浅表彩超提示：右颈部可探及 1 低回声结节，大小约 1.0cm×1.5cm。继续守方，结合五妙散外敷，定期复诊，两个月后随访痊愈。

【体会】 明代《普济方·卷六十》云："脾胃有热，风毒乘之，其气上冲，经络胥应，故咽喉为之肿痛，热毒之气由胃上攻，搏结于喉核，发为颈痈。"西医治疗多以抗生素为主，但抗生素的广泛应用与滥用造成了大量耐药菌的产生，且抗菌药物不能彻底清除病原体，不能充分调动机体的正常免疫机能，造成免疫功能紊乱，导致急性淋巴结炎反复发作，治疗困难较大、效果欠佳。清代徐大椿提出"汤药不足尽病，用膏药贴之"，同时较明确地阐述了药物通过皮肤吸收其机理为："闭塞其气，使药性从毛孔而入其腠理，通经活络，或提而出之，或攻而散之"，并认为"较服药尤为有力"。五妙散主要功效为清热解毒、消肿止痛、行气活血，在中医外治法中属于消法，即"消散"之意。用于颈部淋巴结炎，突出了其消肿散结、化瘀止痛之效，特别是用于疾病初起，效果显著。五妙散制作简单，贴敷操作方便，可使患者免受溃脓、手术之苦。

六、白癜风酊

【方剂来源】 "白癜风酊"系钟老外治白癜风自拟经验方。处方精选菟丝子、补骨脂、白芷、红花、紫草、乌梅六味药物，是钟老意象思维，取象比类，以黑胜白法中医经典理论的具体体现，运用于临床，取得了良好疗效。

【药物组成】 菟丝子 30g，补骨脂、白芷、红花、紫草、乌梅各 15g。

【使用方法】 将药物剪碎置于细颈棕色瓶中，以市售烈性白酒（度数为58~70度）浸泡，避光保存，1周后可使用。以棉签蘸少许药酒外搽患处，每天1~2次，以皮损处发红为度。搽药后可以晒柔和的阳光10分钟左右，面部外擦莫米松软膏，其余部位可外搽卤米松软膏。

【功效】补益肝肾，以黑胜白。

【方义分析】本方之菟丝子补益肝肾；补骨脂补肾助阳，乃"善补阴者，必于阳中求阴"，且补骨脂含补骨脂素，可增加酪氨酸酶活性；白芷增加光敏性，透皮；紫草、红花取其"赤入血"，乌梅另则寓意以药之"黑"，反其皮损之"白"。

【现代研究】钟老认为，在辨证分型治疗的基础上，应借鉴现代中药药理研究成果用药。补骨脂中含补骨脂素和异构补骨脂素呋喃香豆素类物质，能提高皮肤对紫外线的敏感性，抑制表皮中巯基，增加酪氨酸酶活性而刺激黑色素细胞使其恢复功能而再生色素，使其皮损不再继续扩大和白斑部位色素加深。李洪武等曾用补骨脂、当归、地肤子、白蒺藜等中药粉碎后的乙醇提取液和水提取液加酪氨酸酶，测定其活性，发现补骨脂作用最强，白蒺藜次之。李大宁等也以上述同样方法得出白蒺藜、菟丝子、乌梅、白芷等10味中药对蘑菇的酪氨酸酶活性及黑素生成量均有上调作用。补骨脂、白芷、紫草具有光敏性，能增加皮肤的敏感度，制成酊剂后外涂，可以增加涂药后紫外光照射的效果。红花酊剂可加快皮肤的血液循环，药到病除。"有诸内必形诸外""内治之理即外治之理，所异者法耳"。紫草、红花取其"赤入血"，另则寓意以药之"黑"，反其皮损之"白"。

【主治疾病】

白癜风

白癜风是临床上常见的色素障碍性皮肤病，常常给患者及家属带来痛苦和烦恼，患者常有焦虑和悲观情绪，其发病原因尚未完全明了。目前认为可能与遗传、免疫、内分泌、精神神经、微量元素、自由基清除等诸多因素有关。白癜风临床表现单纯，诊断比较简单，但也应该同许多类似的色素减退疾病相鉴别。白癜风的病名首见于隋《诸病源候论·白癜候》，认为白癜风的病机为"此亦是风邪搏于皮肤，血气不和所生也"。唐《千金要方》称之为"白癜风"。《外台秘要》又称之为"白驳"。宋《圣济总录》称之为"驳白""斑白""斑驳"。清《医宗金鉴》《外科大成》称之为"白驳风"。

钟老对此病的认识尤为注重"有诸内必形诸外",思外揣内,审度病机。他认为,白癜风发病多与情志有关,或劳碌过度,或喜怒无常,或忧思寡虑,暗耗阴血,伤及气阴,精血同源,阴虚风动,血虚生风,血虚可致血瘀,瘀血阻络,肌肤不容而致此病。因此病影响美观,患者情志失调则肝风内动,使病情进展,致病更是恶性循环,缠绵难愈。故此病病机乃气血不足,累及肝肾;脉络瘀阻,兼夹风邪。钟老总括为"风、虚、瘀"三个字。钟老认为,本病系"色素脱失"白斑,病程缠绵难愈,久病多虚多瘀,多伤及肝肾。因此,钟老对久病患者的病势演变,多考虑累及肝肾。正如《素问·风论》所云"风气藏于皮肤之间,内不得通,外不得泄",久而血瘀,皮肤失养变白而成此病。钟老立足本病病机及病势发展特点,将患者全身辨证与局部辨证相结合,同时考虑到皮损颜色与"五色"相联系,根据中医学,黑色属肾;青五色属肝的认识,治法上尤为注重以黑胜白,将本病分为血虚受风型和肝肾不足型两型治疗。本病以活血熄风、补益肝肾为基本治疗大法。治疗须持之以恒,用药至少1个月,一般3个月为一个疗程。病程短、面积小者疗效更佳。

现代医学认为,白癜风是由于皮肤和毛囊的黑色素细胞内酪氨酸酶系统的功能减退、丧失而引起的一种原发性、局限性或泛发性的色素脱失症。钟老认为,在辨证分型治疗的基础上,应借鉴现代中药药理研究成果用药。故内外兼治方可取得更好的效果。

【典型病例】张某,男,41岁,2013年6月19日初诊。主诉:患白癜风半年。近半年因工作繁忙,经常熬夜,致右侧面颊大片色素脱失斑,界清,伴同侧下眼睑睫毛发白,舌偏红、苔薄白,脉沉细。

专科检查:右侧面颊大片色素脱失斑,界清,伴同侧下眼睑睫毛发白。

辅助检查:伍德灯检查(+)。

中医诊断:白驳风。

中医辨证:肝肾不足证。

西医诊断:白癜风。

治法:养肝益肾。

内服方药:三黄固本汤加减。具体方药如下:黄芪40g,熟地黄、何首乌、菟丝子、桑葚各20g,川芎、当归、沙苑子各15g,黄精、橘络、石菖蒲、补骨脂、升麻各 10g。14 剂，每天 1 剂，水煎 3 次，每次取汁 150ml，分 3 次服。

外治方药：白癜风酊，棉签蘸少许外搽患处，每天 1~2 次。

二诊：2 周后复诊。皮损缩小、泛红，已有明显色素生成，舌偏红，苔薄滑，脉沉细。守方加减，处方：黄芪 30g，山茱萸 15g，桑葚、菟丝子各 20g，黄精、当归、川芎、石菖蒲、茯苓、沙苑子、补骨脂、升麻各 10g，橘络 6g。14 剂，如法煎服。外用药继用前方法。治疗 1 月后，皮损面积明显缩小，肤色由瓷白转为红褐色，其中有大量色素岛生长，临床显效。

【体会】本例患者病程半年，皮损发于面部，为右侧面颊大片色素脱失斑，界清，伴同侧下眼睑睫毛发白。病属白癜风静止期。钟老认为，该患者从商，工作繁忙，熬夜暗耗阴血，日久伤及气阴，累及肝肾，血虚导致血瘀，血瘀阻络，肌肤毛发不容，色素脱失，结合舌脉，乃诊为肝肾不足之证。故以养肝益肾为治则，方选自拟消白固本汤加减，配以石菖蒲醒肌肤毛窍；升麻引经上行于面部，以达药效到病处。外用自拟消白酊，经治疗半月，病情明显好转。复诊时见治有成效，证型同前，守法守方加减，续治 1 个月，终收明显疗效。

七、生发酊

【方剂来源】由成都中医药大学附属医院皮肤科制作。

【药物组成】生发酊由侧柏叶、炙黄芪、当归、红花、肉桂、透骨草等药物，经医用酒精浸泡后，过滤药渣即得。

【使用方法】用无菌棉签蘸取生发酊适量，将其均匀地涂擦在脱发区及周围 1~2cm 处，并用棉签在局部轻轻点触、按摩，以局部皮肤微微红润或者患者有轻度的微热感，患处有头发长出后，停止按摩，搽上药物即可，每日外涂 2 次；或将药置于喷瓶中，轻轻摇晃后均匀喷在脱发区，根据皮损大小每次约 2~3 喷，然后用清洁过的手从脱发区中心向周围按摩，力度适中，至局部微微发热，每次按摩约 3~5 分钟，每天 2 次，若脱发区有新发长出，则停止按摩，外喷即可。生发酊在临床使用中极少数患者可能会出现局部过敏反应，一般不会出现全身反应。生发酊禁忌证较少，适应年龄范围更广，可长期大面积使用，尤其对于中、重度脱发。

【功效】 益气养血，活血化瘀，疏经通络。

【方义分析】 生发酊中有大量活血化瘀之品，既可改善局部血液循环，也可以加快药物的渗透及畅通经气。正如"外治必如内治者，先求其本"，从病机出发，脱发主要与气血相关，其发病主要在于气血失调，有虚、实之别，虚则为气血生成不足，或因肝肾不足，或因脾胃两虚，或因久病耗损气血等引起，"发为血之余"，气血虚，则发失所养，毛发干枯少泽，毛旁松动不固，从而引起发落不生；实则为气血运行受阻，或因肝郁气滞，或因瘦热内盛等，气血不能上行于头部濡养毛发而落。因此，在外用药物选择时以益气养血、活血凉血为主，达到气血调和、生发养发之功。

生发酊中多选用辛散芳香之品。辛能行、能散，可开玄府，畅气机，具有升、散、通、行的特点。一方面可以宣开毛孔，加快药物吸收的速度；另一方面可通经走络，使药物随全身经络而达脏腑，可"率领群药，开结行滞，直达其所"。现代研究认为，味辛、芳香药物中多含有挥发油，可以破坏表皮角质层细胞的排列结构，使角质层细胞之间的结构松弛，从而增加药物的渗透性；同时，还可通过增强角质层的水合作用而减少药物扩散阻力；挥发油中的萌妇类活性成分具有一定的脂溶性和渗透性，能够帮助药物促进吸收而发挥疗效。

【现代研究】

1. 侧柏叶

侧柏叶为柏科植物侧柏的嫩枝叶。始载于《名医别录》，其性寒，味苦、涩；归肺、化脾经；功效：凉血止血，化痰止咳。《名医别录》曰："主吐血、衄血、痢血、崩中赤白。轻身益气，令人耐寒暑，去湿痹，生肌。"《岭南采药录》："凉血行气，祛风，利小便，散瘀。"此外，据文献记载，侧柏叶有乌发生发之效，如《日华子本草》有"烧取汁涂头，黑润鬓发"的记载；《梅师方》云："以侧柏叶治头发不生。"《圣惠方》中记载："以侧柏叶治头发黄赤等，然皆作为外用。"

现代研究表明，侧柏叶中主要成分为挥发油、黄丽类化合物（槲皮苷为主）、鞣质等，具有抑菌、抗肿瘤、抗炎、抗红细胞氧化、止血、降血压、保护心肌缺血再灌注损伤等作用。

2. 炙黄芪

黄芪为豆科植物蒙古黄芪或膜荚黄芪的根。始载于《神农本草经》，其性微温，味甘，归脾、肺经。具有补气健脾，升阳举陷，益卫固表，利尿消肿，托毒生肌之功效。《本草汇言》记载："黄芪，补肺健脾，卫实敛汗，驱风运毒之药也。"《汤液本草》提出"是上中下内外三焦之药。"《医学启源》记载："补肺气，实皮毛，泻肺中火。"

现代药理研究表明，黄芪中主要化学成分为多糖类（葡聚糖、杂多糖等）、皂苷类（黄芪苷、异黄芪苷及大豆皂苷等）、黄酮类、氨基酸等，具有增强免疫、抗菌、抗病毒、抗氧化、调节代谢、激素样等作用，对心血管、中枢神经系统、造血系统等均有影响。研究发现，黄芪对毛囊生长有明显促进作用。研究表明，炙黄芪（蜜水闷润后炒）与生黄芪相比较，黄芪甲苷含量未发生明显改变；黄芪多糖成分含量升高。因此认为蜜炙可使其提高免疫力之功效增强，如《景岳全书·本草正》中记载："生者微凉，可治病疽；蜜炙性温，能补虚损。"朱培成等实验研究结果表明，黄芪多糖不仅可以促进毛囊干细胞增生，而且能够增加特异性标志物 K19、β1 整合素基因表达。毛囊干细胞激活是启动毛发生长期的关键，其主要分布在毛囊隆突（Bulge）区，K15、K19 是其表面标志物，主要定位和坚定毛囊 Bulge 区干细胞；β1 整合素可以激活抗体促进毛囊生长，并抑制其退化，可能在调控人类毛囊生长上至关重要。

3. 当归

当归为伞形科植物当归的根，始载于《神农本草经》，其性温，味甘辛，归心、肝、脾经，具有补血调经，活血止痛，润肠通便的功效，临床运用广泛，有"十方九归"之言。《本草纲目》云："当归调血，为女人要药。"《本草别说》云："使气血各有所归。"《医学启源》记载："当归，气温味甘，能和血补血，尾破血，身和血。""补中有动，行中有补，亦血中之圣药也"。因此，凡具有气血不和之证，皆可选用当归。

现代药理研究指出，当归中含有挥发油、有机酸类（阿魏酸为代表）、多糖类、黄酮类等成分，此外还含有氨基酸、微量元素、尿嘧啶、腺嘌呤、维生素 E 等成分，具有抗炎、镇痛、提高免疫力、抗氧化、抗衰老等作用，能够改善外周循环，增加血流量，减少血管阻力，也可以扩张局部皮肤血管，促进局部血液循环；此外，对神经系统、平滑肌等均有影响。当归用于治疗脱发已有报道，一些学者发现当归可直接促进细胞增生，同时，当归中所含的各种氨基酸、微量元素及维生素为毛发生发补充营养成分。

4. 红花

红花为菊科植物红花的干燥花，始载于《新修本草》，性温，味辛，归心、肝经，具有活血通经，祛瘀止痛之功效。《本草汇言》云："红花，破血、行血、和血、调血之药也……凡如经闭不通而寒热交作，或过期腹痛而紫黑淋漓，或跌扑损伤而气血瘀积，或疮疡痛痒而肿溃不安，是皆气血不和之证，非红花不能调。"《药品化义》："红花，善通利经脉，为血中气药，能泻而又能补，各有妙义。"《本草衍义补遗》："红花，破留血，养血。多用则破血，少用则养血。"

现代药理研究认为，红花中主要含有黄酮类、生物碱、聚炔、甾醇、多糖成分，还含有亚精胺、木脂素、倍半萜、有机酸、烷基二醇等成分，具有抗炎镇痛、抗菌、提高免疫力、改善血液循环、抗肿瘤、抗疲劳、保肝等作用。红花黄色素为溶性色素，是红花的主要有效成分，有研究认为红花黄色素可增加心肌及脑等重要器官的血流量，增强机体的耐缺氧能力，还能够对抗肾上腺素能受体，扩张血管，改善微循环，给毛囊球部带来更多的营养成分，从而促进毛发生长。亦有学者研究认为，当归、红花、侧柏叶三味中药混合煎剂能够显著促进毛囊内部细胞增殖，有效促进毛发生长。

5. 肉桂

肉桂为樟科植物肉桂的干燥树皮，始载于《神农本草经》，性大热，味辛、甘，归肾、脾、心、肝经，具有补火助阳，散寒止痛，温经通脉，引火归原之功效。《日华子本草》："治一切风气，补五劳七伤，通九窍，利关节，益精，明目，暖腰膝，破痃癖症瘕，消瘀血，治风痹骨节挛缩，续筋骨，生肌肉。"《本草求真》："肉桂，气味甘辛，其色紫赤，有鼓舞血气之能……既能峻补命门，复能宣上达表，以通营卫。"

现代药理研究认为，肉桂中主要含有挥发油（桂皮醇、反式肉桂醛、邻甲氧基肉桂醛等）、二萜及其糖苷、黄烷醇及其多聚体化合物，除此之外，尚有黄酮类、多酚类等多种类型的化合物，具有抗炎抑菌、扩张血管、抗肿瘤、降血糖、降血脂、抗氧化等作用。肉桂对全身血管都有扩张作用，尤其能够改善血管末梢循环，肉桂中的有效成分桂皮醛对平滑肌有罂粟样作用，能够扩张外周血管、降低血压；同时，桂皮油对末梢血管也有持续扩张作用。据研究表明，肉桂等芳香性中药中含有促渗成分，如中药促渗剂 C2，能够增加药物的渗透性，提高药物透皮吸入量以发挥更大疗效。

6. 透骨草

透骨草为大戟科植物地构叶的干燥全草，载于《本草原始》，"治风湿有透骨掺风之功，故名"，性温，味甘、辛，归肝经，具有祛风除湿、活血通络、舒经止痛的功效，临床用于风湿痹痛、寒湿脚气、疮癣肿毒、跌打损伤、瘀血肿痛等。有学者采用透骨草煎汤外洗治疗脂溢性脱发。方法：透骨草 60g（鲜草加倍），加水 2 000ml 煎 20 分钟后待温度适宜取汁外洗，每日 1 次，7 日为 1 疗程。

现代药理研究认为，透骨草中含有软脂酸、阿魏酸、香草酸、β-谷甾醇、单萜类化合物、三十烷醇、对香豆酸、胸腺嘧啶和尿嘧啶等，具有抗炎镇痛、抗氧化、促进血液循环等作用，其中阿魏酸和香草酸发挥抗氧化作用。有学者等从透骨草中分离出的吡啶-2，6（1H，3H）二酮生物碱，并对其进行研究发现能够显著抑制血小板聚集，认为可能是这种生物碱起到了防止血栓形成、活血化瘀的作用。因此，可能通过加快血液循环，增加血流量，为毛囊提供营养成分而发挥生发作用。此外，透骨草有搜风通络之功效，外用时可引药入络，入血脉，从而不仅可以增加药物吸收量，并且能使药物在全身各处充分发挥药效。

【主治疾病】

1. 雄激素性脱发（发蛀脱发）

雄激素性脱发是最常见的脱发的类型，有复发率高、损伤容貌、难以治愈等特点，属于中医"发蛀脱发"范畴。在临床上常表现为头皮油脂分泌过度，原头发及新生毛发细软易落，患者发际线后移或弥漫性头发稀疏，伴有不伴有头屑增加、头皮瘙痒，患者通常无自觉症状。

中医历代医家认为，雄激素性脱发的病因病机以气血亏虚、肝肾不足为主，在此基础上，感受外风，或化燥生风，化热生风，或者由于瘀血阻滞经脉，气血不能濡养毛发而致脱发。西医研究表明，雄激素性脱发与遗传因素、雄激素水平和5α-还原酶活性、局部雄激素受体、头皮皮下血流情况，马拉色菌感染等有关，常认为是多种因素共同作用的结果。

中医治疗方法常见的包括中药内服、中药制剂外用、毫针针刺、梅花针叩刺、耳穴压豆、温针灸、热敏灸等，常多种疗法联合使用。西医治疗可口服非那雄胺、螺内酯、复方甘草酸苷、西替利嗪等，或外用米诺地尔、糖皮质激素、酮康唑等；或激光治疗及植发治疗，均可取得一定疗效，但长时间使用药物加重身体代谢负担，且病情易反复。

2. 斑秃（油风）

斑秃是一种突发性、局限性、非瘢痕性脱发，初起多为一个或多个圆形、椭圆形或不规则形脱发区，边界清楚，皮损处皮肤光滑，多无自觉症状，常发生于头皮。若累及整个头皮毛发，称为全秃；若除全秃外，还累及到胡须、眉毛、睫毛等身体其他有毛发部位，称为普秃。全秃、普秃病程迁延难愈，治疗效果多不理想。近年来，随着社会的进步与经济的发展，人们所承受的来自各方面的精神压力越来越多，如学习、生活、工作等，导致斑秃的发病率呈上升趋势，且增加了本病的复发性，给人们的身体健康和生活质量带来了很大影响，对于女性更为明显。西医对于斑秃的病因尚不完全清楚，目前研究认为多与自身免疫、遗传、精神刺激、内分泌等因素有关。

中医认为斑秃为"油风"范畴，《黄帝内经》云："发为血之余"，认为气血的盛衰关乎毛发的生长与脱落，历代医家认为本虚者以气血两虚，或肝肾不足，或久病耗伤阴血，以致血不养发毛根空虚而落；实者以饮食不节，内生湿热，或情志不畅，郁而化火，或跌扑损伤，瘀血阻络，从而气血不能上行濡养毛窍而秃发。

中药酊剂治疗斑秃很早就有记载，清代顾世澄《疡医大全》中记载："花椒四两，用白酒酿七日，早晚润秃处，其处自生。"

【典型病例】患者刘某，男，30岁，下岗职工，2015年4月10日就诊。主诉：发现前额及头顶脱发半年。患者发现前额及头顶脱发半年，每次脱发约100根，伴有少量脱屑，头皮瘙痒，经多处治疗效果均较差。症见：头皮油腻潮湿，混有皮屑，伴有头皮瘙痒，脉细数，舌质淡紫，苔黄腻，舌背淡紫。

诊断：雄激素性脱发。

辨证：肝肾阴虚、肝肾阴虚夹湿热之证。

治法：滋补肝肾、养血活血。

方选：六味地黄丸合桃红四物汤加减治疗。

方药：熟地黄 20g，山茱萸 15g，山药 30g，牡丹皮 10g，当归 6g，川芎 15g，生地黄 15g，白芍 15g，红花 10g，枸杞 20g，侧柏叶 30g，白土苓 15g，泽泻 10g，女贞子 10g，桑葚 20g，龟胶 12g，阿胶 10g。

每日 1 剂，水煎服。

中医外治：洗涂配合梅花针叩刺：用自制生发酊剂，每日 2 次，配合梅花针扣刺，每日 1 次。待头发生长后改为每两三日叩刺 1 次。

以六味地黄丸药入肝肾，填精益髓生发，其中桃仁、红花、当归、川芎、熟地黄等益气补血活血；龟胶、阿胶为血肉有情之品，乃滋肾阴而养血生血之首选药物；治疗 3 个多月病愈，随访半年病未复发。

【体会】雄激素性脱发与斑秃都属于皮肤科常见病，难治病，临床诊治当首辨证型，证型辨对则事半功倍，然而无论是湿热证型或者肝肾阴虚等，均可配伍一些活血化瘀及开窍药物，如清代《医林改错》之通窍活血汤，加入赤芍、川芎、红花等通窍活血药物专治脱发日久不愈，气血瘀滞。其次，此两病治疗周期均较长，患者需要坚持规律服药，再者情志对本病影响较大，患者当保持较好的心情，如此则五脏调和、情志舒畅，配合生发酊此类外用制剂，更能取得良好的治疗效果。

八、脱疽外洗方

【方剂来源】脱疽外洗方系钟老经验方，临床用于糖尿病足、血栓闭塞性脉管炎等周围血管疾病。钟老在长期中医外科临床经验的基础上，结合《素问·调经论篇》中"病在脉，调之络"，《素问·举痛论篇》中"通则不痛，痛则不通"，针对寒凝血瘀型脱疽，应用脱疽外洗方治疗收到良好临床疗效。

【药物组成】川乌 10g，草乌 10g，麻黄 10g，白芷 15g，桂枝 10g，细辛 6g，透骨草 15g，红花 10g，桃仁 10g，艾叶 10g。

【使用方法】上述中药温水浸泡 30 分钟，煎 30 分钟，先大火煮沸再改中火，煎成 1 500ml，取汁先熏蒸患足，待药水温度下降至 35～36℃时，将患足浸入药水中，每日 1 次，每次 30 分钟。

【功效】温经散寒通脉，活血化瘀止痛。

【方义分析】钟老组方用药注重君臣佐使配伍关系的运用，并结合《素问·调经论》中："血气者，喜温而恶寒，寒则泣不能流，温则消而去之"的理论创立脱疽外洗方，方中川乌和草乌辛、苦、温，归心、脾、肝、肾经，具有祛风除湿，散寒止痛的作用。《本草纲目》："主大风顽痹。"两药俱是大辛大热之品，温散寒邪，故能散寒止痛，为君药。桂枝辛、甘、温，归心、肺、膀胱经，通一身之阳气，《本经疏证》载："桂枝可行瘀、温通、补中。"《珍珠囊》曰："去伤风头痛，开腠理，解表发汗，去皮肤风湿。"艾叶苦、辛、温，归肝、脾、肾经，具有温经散寒的作用。《本草纲目》："温中、逐冷、除湿。"上述桂枝、艾叶均是辛温之品，能助川乌、草乌散寒之力，亦有止痛、除湿之效，能缓解症状，治疗兼证。白芷辛温，可散肺、胃、大肠三经之风湿邪气，治疗风湿痹痛，血闭阴肿。透骨草辛温，入肺、肝经，《本草纲目》记载透骨草可以治一切筋肉挛缩、风湿痛，有除风湿，舒筋活血，通络定痛之效，本品外用，可以引药入经、入血，达到活血、舒筋、止痛之功；桃仁入心肝血分，性苦、甘、平，长于泻下瘀积，力度较强，归为破血药，《本草经疏》中论述桃仁损伤真阴，盖因专泻下无补益。红花性辛、温，归心、肝经，既能活血化瘀，又能通行脉络，善辛散温通。《唐本草》云："红花可治疗各种血结之病。"《本草汇言》概述了红花同时具有和缓血脉、调理血脉、运行血脉、疏通血脉的作用。桂枝、艾叶、白芷、透骨草、桃仁、红花均是臣药，均治血证，补中有散，祛瘀定痛活血。麻黄能解表祛邪；细辛善走窜经络，散湿活血，能入髓透骨，温经止痛，共为佐药。上述诸药得温则毛窍开，腠理通，脉络调和，气血流畅，起到活血化瘀，行滞止痛的作用，且药物能直达病所，力洪药专，能够取得独特的疗效。

【现代研究】

现代药理研究表明，川乌、草乌具有明显的抗炎、镇痛作用，主要成分是乌头碱、次乌头碱、中乌头碱。动物模型研究表明，乌头总碱、乌头碱、中乌头碱、次乌头碱均有较强的抗炎活性。艾叶油具有抑制多种致病细菌及真菌的作用。桂枝中有菖蒲烯、香豆精等多种生物活性成分，最主要的是挥发油类，它含有大量桂皮醛物质，能抑制血小板聚集，使出血及凝血时间延长，从而抑制血栓的形成，桂皮醛还在改善血液循环、控制血脂、扩血管等方面有积极作用，桂枝中的提取物还有抗病毒、抗过敏、镇痛、利尿等作用。桃仁的主要化学成分是脂类、糖类、苦杏仁酶、氨基酸等，临床研究表明，桃仁能降低血管阻力、促进血液循环、防止血栓形成、护肝等作用。此外，桃仁有丰富的脂肪油，其中甘油三油酸酯有抗血小板聚集的作用。红花中所含的红花黄色素可有效抑制血小板激活因子和受体的结合，抗血小板聚集，延长凝血酶原和凝血时间，提高血浆纤溶酶原活性，达抗凝、溶栓之效；维持内膜稳定；同时具有镇静、止痛、抗炎之效。细辛主要活性成分包括咖啡酸酯类、黄酮及挥发油类等，灯盏细辛对心脑血管、肝肾、神经等均具有很好的保护作用，同时黄酮苷类、咖啡酸酯类化合物具有抗凝血、控制炎症、抗氧化、抗胆固醇血症、舒张血管、促进血管生成、抗癌等作用。白芷重要成分有挥发油、香豆素、多糖、微量元素，可以发挥止痛、消炎、灭菌、兴奋中枢神经、降血压等作用，例如：挥发油中含有前胡素，可进入血液中，发挥止痛作用；香豆素可阻止环氧合酶-2（COX-2），从而达到调节花生四烯酸代谢路径，发挥其消炎功效。透骨草的主要化学成分包括黄酮类、生物碱类、萘醌类、萜类等，具有抗炎镇痛、抗肿瘤、抗菌、抗氧化、杀虫等药理作用，透骨草中含有的凤仙透骨草醇提取液对意大利青霉、黑曲霉、大肠杆菌、枯草芽孢杆菌、金黄色葡萄球菌、革兰阳性菌、革兰阴性菌、指状青霉等均具有一定的抑制作用。麻黄含有挥发油，具有抗炎、抗病原微生物及抗急性血瘀症形成的作用。近年来研究发现，给大鼠皮下注射肾上腺素外加冰浴刺激，造成寒凝气滞的急性血瘀模型，再以麻黄水煎液灌胃，发现麻黄能明显延长模型大鼠的血液黏度，改善其血液流变性。

脱疽的基础是神经和血管病变，而感染则加重其病变。加之下肢远端血管存在血液高凝、高聚集状态，促使动脉硬化和血栓形成，造成血管腔变窄或阻塞，最终导致肢体缺血引发本病。因此，钟老认为治疗的关键在于抗感染和改善血液高凝状态，脱疽外洗方在药理作用上可能是通过抗炎镇痛、抑菌、抗凝、扩血管等作用起到一定的治疗效果。

【主治疾病】

1. 脱疽

脱疽（血栓闭塞性脉管炎）是一种表现为血管炎性、节段性和反复发作的闭塞性周围血管疾病，好发于四肢中、小动脉，其临床主要表现为肢端温度感觉异常、疼痛、间歇性跛行、皮肤溃疡、坏疽，严重者可导致截肢致残，常给患者造成难以忍受的痛苦。该病常因吸烟、受凉、外伤、感染和遗传等因素使人体内皮功能破坏，而导致血栓和血管炎在血管内生成，最终形成血栓闭塞性脉管炎。西医治疗本病常采用扩血管药物，抗炎，止痛等对症治疗，严重者予以手术截肢。

本病属于中医学"脱疽""足疽""脉痹""截足风""十指寒落"等范畴。钟老认为，本病的发生主要从"正"与"邪"两方面认识，认为正气不足是人体发病的原因，认为内部脏腑亏虚，寒、湿、火毒侵袭是重要的诱发因素。又因本病多发于青壮年，其发病与性激素有关，从中医角度认识，则认为其与肾精有关。钟老将本病分为四型：寒滞型、瘀阻型、湿火型、气血两虚型，在临床上应该灵活运用辨证施治原则来遣方用药，且不拘泥要一方一药。《医学源流》云："外科之法，最重外治。"本病亦是如此，钟老强调局部治疗要得当，避免增加患者痛苦，贻误病情。病变在早期寒湿瘀滞经络阶段，外用温经通脉，活血散瘀之剂。如麻黄、白芷、麻黄、细辛、透骨草、红花、艾叶等煎水熏洗患肢即可。疾病恢复期，亦可用熏洗法辨证选方熏洗患肢，也可起到一定的治疗作用。中期当病变处于坏死溃疡阶段，强调保护创面，注意清洁，勿用丹剂，避免刺激。若局部红肿明显可予清热解毒除湿镇静中药煎汤冷湿敷；创面渗液者，保持清洁，预防疮周湿疹；勿予膏剂覆盖，以免脓流不畅，加重病情。针对坏死组织，不主张急于手术切除，强调加强内治，扶正托毒，促使腐脱新生，则坏死组织可自行脱落，不脱落者再考虑手术切除。

脱疽外洗方是钟老经验方，在寒凝血瘀阶段使用，可以使中药中有效成分通过皮肤渗透入局部组织及毛细血管，既能清热解毒、燥湿活血止痛，又有抗细菌、抗真菌及非特异性抗炎作用，扩张血管，加快血流速度，增加局部毛细血管通透性，增加血管壁弹性，降低血液黏稠度，并对局部穴位起到刺激治疗作用。

2. 恶脉

恶脉（血栓性浅静脉炎）主要表现为沿浅静脉循行处红、肿、热、痛，触及痛性索状硬条或硬结，表面肉眼可见的索状静脉，久病可导致深静脉血栓形成，甚至发生肺栓塞而危及生命。目前西医治疗多采取抗感染、抗凝、扩血管等治疗，虽有一定临床疗效，但其疗效并不显著。血栓性浅静脉炎属中医学"恶脉"等范畴。多由于湿邪流注脉络，郁久化热，煎熬血液而成瘀，瘀血阻脉，营血运行不畅，水液外溢，故肿胀、疼痛；瘀久化热，而见硬结红肿。治疗则宜清热祛湿、活血散瘀。钟老常常使用中药外洗方，通过药物穿透皮肤屏障，透过角质层和表皮进入真皮层，经由真皮层的毛细血管进入体循环；药物还可以直接经过毛囊和汗腺等吸收，在皮肤局部发挥作用。该方疗效确切、使用方便、毒副作用少，备受患者好评。

【典型病例】张某，男，46 岁。2016 年 10 月 26 日初诊。主诉：右下肢发凉、麻木伴疼痛 1 余年，加重 1 月。1 年前患者无明显诱因出现右小腿发凉伴有间断性抽搐，右足发凉、怕冷，麻木疼痛，遇冷加剧，患者未予重视，未予治疗，1 月前上述症状加重，右足冰凉、怕冷，疼痛呈进行性加重，步行 100 米后需要休息才能继续行走，夜间疼痛更甚，难以入睡，遂来我院就诊，症见：右足皮色苍白，麻木疼痛，以冷痛为主，遇冷加重，得温稍缓，夜间疼痛剧烈，有间歇性跛行，触诊右足冰凉，足背动脉搏动微弱，纳可眠差，舌质淡，苔薄白，脉沉细。

专科检查：右足皮色苍白，麻木疼痛，以冷痛为主，遇冷加重，得温稍缓，夜间疼痛剧烈，有间歇性跛行，触诊右足冰凉，足背动脉搏动微弱。

辅助检查：双下肢动静脉彩超提示：双下肢动脉硬化，右下肢动脉供血不足，右胫前动脉远端中度狭窄，右足背动脉重度狭窄。

中医诊断：脱疽。

中医辨证：寒凝血瘀证。

西医诊断：血栓闭塞性脉管炎。

治法：温经散寒通脉，活血化瘀止痛。

内服方药：当归四逆汤加减，方示如下：

当归30g，桂枝12g，白芍15g，细辛6g，大血藤12g，通草12g，熟地黄20g，白芥子10g，红花12g，黄芪30g，干姜15g，牛膝15g。30剂，水煎口服，日3次，200ml/次，饭后温服。

外治方药：脱疽外洗方熏洗，每日1次。嘱患者加强下肢保暖。

二诊：中药内服、外用1个月后，患足皮肤发凉好转，疼痛稍减轻，夜间可以入睡，皮色及皮温较前恢复，继续给予基本方：当归四逆汤加减，右足仍疼痛，加当归30g、银花藤30g。继续外用脱疽外洗方熏洗，每日1次。

三诊：上方治疗1个月后，患足发凉、怕冷基本消失，疼痛明显减轻，皮色及皮温正常，足背动脉搏动较前好转，继续守方，内服外用2个月后，基本痊愈。

【体会】钟老指出疼痛是本病病理过程中出现的主要矛盾：经脉闭阻，气血瘀滞，"不通则痛"。对于这种疼痛，钟老认为应该从根本上祛除各种致瘀因素，改善和恢复气血运行畅通才是唯一的有效解决办法。寒凝血瘀型患者因寒客经脉，寒凝血瘀，正如《黄帝内经·灵枢》指出"寒客于经络中则血泣，血泣则不通"。盖"气为血帅"，阳气虚则不能帅血通达四末，则四肢气血不充，肢端不受温养，症见肢端发凉、怕冷、麻木、疼痛、色苍白或蜡黄、皮肤枯槁，甚至坏死脱落。故治疗上应以祛邪为主，拟散寒通络之法，此即"邪去则正安"。瘀阻型是由寒凝型进一步发展的病理过程，邪不去久留致瘀，血脉阻闭，气血瘀滞不通为主要矛盾，故治疗应以活血化瘀为主。

该患者病程长达1年，寒凝及瘀阻较重，疼痛明显，足背动脉搏动微弱。其邪盛源于寒凝血瘀，根据"血得寒则凝，得温则行"原理，治疗重在"通"，通则不痛。以川乌、草乌、桂枝、艾叶、白芷等温药辛散寒邪；配伍红花、桃仁、川芎通行血脉，活血化瘀；外洗患处以温经散寒，畅通血脉。诸药合用，内外合治，使精气血得补，元阳得壮，寒瘀得散，血脉流通，经络得畅，气血调和，邪去正复，则疾病痊愈。钟以泽教授在首次诊疗中还根据自己临床经验加用麻黄、透骨草、细辛散寒止痛；通过辨"痛"，针对病机辨证施治，药大力专。药液既可以通过皮肤作用于患处，起到行气活血、通络止痛的作用，药液的热效应又可以帮助其疏通腠理、温阳散寒。二诊，患者症状明显改善，说明药证相投，故效不更方，做适当的剂量调整。

九、美白面膜（粉）

【方剂来源】 美白面膜（粉）配方最早出自宋代的《太平圣惠方》，秉承着"以白养白"的思想，取类比象，其中描述此方功用为"令面光白腻润"，可养颜嫩肤，祛斑美白。元代的《御药院方》也载有此方。我科也采用此方进行加减化裁，将其用于治疗黄褐斑以及有美白需求的求美者。

【药物组成】 白术 30g，白芷 30g，白蔹 30g，白及 15g，白僵蚕 15g，白芍 15g，白茯苓 10g，珍珠粉 10g。

【使用方法】 ①患者洁面后，仰卧于治疗床上，将清洁干净的毛巾将头发包裹好；②使用按摩膏在面部进行按摩治疗，共计 10 分钟；③按摩结束后，用医用棉块遮盖眼、眉、唇部；④将中药面膜粉取 15g 加 42~46℃的温水调成糊状，均匀涂抹于面部，口、鼻留孔，以免影响呼吸，200g 医用石膏用 38℃热水调匀后倒膜于面部进行倒模；⑤待其冷却成型后掀起已凝固的倒模，去除面部中药面膜，进行面部清洁，涂抹医用保湿剂。

【功效】 祛斑养颜，美白嫩肤。

【方义分析】 方中白术，补脾益胃，燥湿利水。《药性论》中记载其功效为："主面光悦，驻颜，去皯。"白术是一种常用且无毒的中药材，具补脾健胃、燥湿利水、止汗安胎等功能。对美白皮肤也有其独到之效，古籍《药性论》另有记载：用白术蘸酒（或醋）如研墨之状，均匀涂抹脸上，可美白，清热燥湿、杀螨、除痘，可治雀斑和黑斑。明代医学著作《医学入门》记载的流传较广泛的中医美容方三白汤对于白术也有描述：可补气益血、美白润肤，适于气血虚寒导致的皮肤粗糙、萎黄、黄褐斑、色素沉着等。中医认为人的皮肤润与否和脏腑功能有密切关系，脏腑调，气血和，则肌肤润泽，反之则易皮肤粗糙，面部生斑。方中以白术为君，补脾益胃，滋养后天，使气血生化有源，善治脾胃气弱，调理肌肤失养导致的面色晦暗或黧黑斑，因此白术为古今增白之要药。白茯苓助白术健脾益气，为臣。《本草品汇精要》曰："白茯苓为末，合蜜和，敷面上疗面疮及产妇黑疱如雀卵。"白芍善平肝敛阴、养血调经。《唐本草》：

"益女子血。"味酸入肝，善于滋阴、养血。《本草图经》云白蔹之效为"面药方多用之"。其性味辛、苦，因白蔹可通壅化滞、清利湿热，使气血畅达，上荣于头面，可散结行瘀消斑。故《药性论》言其："可治面上疮，令人肌滑。"白及在《药性论》中记载有"治面上疮，令人肌滑。"《本草纲目》则言其能："洗面黑、祛斑。"白芷在《本草纲目》中记载的功效为："长肌肤，润泽颜色，可作面脂"，《神农本草经》又言其能"长肌肤，润泽，可作面脂。"白芷气味芳香，燥可胜湿，可化湿醒浊、辟秽解毒，具有润泽颜面，祛斑增白之功效，故历代医家好用其为美白佳品。白僵蚕"灭黑，令人面色好"，白僵蚕其性燥，毒辣窜散，引药上行，能除头面风湿之邪，擅治面部皮肤病。珍珠粉能解毒消肿，收敛生肌，治疗各种疮疡和外伤，亦为古代宫廷美容美白、祛斑之佳品。

全方配伍周详，不仅能增白爽利，消散面部黑气，还能和柔滋养，令人肌骨软滑柔腻，光润不皱。配合石膏倒模，利用其冷却、收敛等物理作用，增加皮肤角质层含水量，加强药物的渗透性，促进皮肤细胞更新，从而改善面部肤色以及色素沉着。

【现代研究】白术：含有多种有效化学成分，包括挥发性成分、内酯类成分、苷类、多糖类成分以及氨基酸等。白术的药理作用基础主要是其有效成分之一的白术多糖可以增强机体对自由基的清除能力，有明显的抗氧化作用，其提取物可有效抑制黑色素的生成。白茯苓主要含有多糖类、三萜类及二萜类等化学成分。研究发现，茯苓多糖能提高血清中超氧化物歧化酶（Superoxide dismutase，SOD）的活性，显著降低动物体内自由基水平，降低丙二醛含量，能抗氧化、抗衰老。此外，研究发现，茯苓多糖具有较稳定的吸湿及保湿能力，改善皮肤的干燥状况。三萜类有效成分可通过抑制酪氨酸酶的活性，减少黑色素合成。白及含有挥发油、黏液质，能润滑肌肤，白及多糖可在皮肤表面形成透气性薄膜，防止皮肤失水而滋润皮肤，并能促进血液循环，清除自由基，延缓皮肤衰老；白芍主要含有单萜及其苷类、三萜类、黄酮及其苷类、鞣质化合物类、多糖类、挥发油等。研究发现，芍药根提取物具有清除自由基、抑制脂质氧化，可显著抑制酪氨酸酶活性，减少黑色素的形成，同时可辅助延缓皮肤衰老；白僵蚕含有氨基酸以及活性丝光素，有营养皮肤和美容作用，白僵蚕中所含有的蛋白质可刺激上皮脂腺，调节性激素分泌，因此对于女性性激素分泌失调所引起的黄褐斑具有较好疗效。白僵蚕富含维生素 E 9.89%，能够清除自由基，抗脂质氧化形成的老年斑，其所包含的活性丝光素能够促进皮肤细胞新生，调节皮脂，改善皮肤微循环，另外还可增白防晒，改善色素沉着。白芷的挥发油在体内外均表现出较强的抗氧化活性，能够延缓皮肤衰老，局部外用可扩张血管，改善血液循环，从而促进皮肤色素的吸收，其有效成分呋喃香豆素通过抑制酪氨酸酶的合成而抑制黑色素的生成，是一种天然的美容增白剂。白蔹含有多种有效化学成分，包括多酚类、有机酸类、三萜、甾醇及其苷类等其他有效成分。研究表明，白蔹水提取物能极大地抑制酪氨酸酶，减少黑素形成。炒焦白蔹具有一定程度的抗氧化活性，并且其抗氧化活性与浓度呈正相关。珍珠中含有多种微量元素和 10 多种人体必需氨基酸，能改善皮肤的营养状况，珍珠提取物能抑制黑色素细胞生成黑色素，也能抑制细胞体内酪氨酸酶的活性。

【主治疾病】

1. 黄褐斑

黄褐斑的发病机制十分复杂，发病机制尚不清楚，现代医学认为发病与遗传易感性、紫外线照射、性激素改变、皮肤屏障功能破坏、炎症反应、血管改变等多种因素相关，并且不同作用机制之间相互影响。卵巢肿瘤、寄生虫感染、肝病、使用化妆品及光敏药物也是黄褐斑的诱发因素。黄褐斑病理学表现并无黑素细胞增殖，主要是表皮及真皮黑素颗粒增加。

日光照射、灯光等物理因素，是黄褐斑发病的重要诱因。紫外线长期照射后，曝光部位的皮肤产生氧化应激，致使机体代偿性地合成黑素能力增加。调查显示48%黄褐斑患者至少有一名亲属患该病，其中大多为一级亲属。与浅色皮肤者相比，深色皮肤者更容易受遗传因素的影响，34% Ⅰ-Ⅱ型皮肤的患者有家族史，57%Ⅲ-Ⅳ型皮肤的患者有家族史。正常的黑素形成过程，促肾上腺皮质激素、肾上腺皮质激素以及促黑素细胞激素与褪黑素处于平衡状态。黄褐斑患者体内两者处于失衡状态，各种原因引起的激素改变导致促黑素细胞激素表达增加，褪黑素减少，则黑色素合成增加。研究发现雌激素与孕激素等性激素水平改变也会影响黄褐斑的病情。妇女妊娠、口服避孕药、月经紊乱、子宫肌瘤、卵巢囊肿等使体内的雌激素水平发生变化，引起下丘脑-垂体-卵巢轴（HPOA）的失衡紊乱。此外，精神压力大、睡眠质量差、抑郁、焦虑等情绪易

导致内分泌功能紊乱，易诱导黄褐斑。色素沉着可能与下丘脑-垂体系统引起
MSH 释放增加有关。女性性激素波动较大，这可能是男女发病率差异大的主要
因素。研究发现黄褐斑皮损处经皮水分失明显高于正常皮肤；皮损处角质层变
薄；同时屏障修复速度减慢，提示皮损处存在皮肤屏障破坏以及修复功能减慢；
发现 95.8% 皮损存在基底膜损伤。各种因素导致的表皮脂质代谢功能紊乱、表
皮含水量降低及基底层破坏，影响表皮的功能和结构；真皮弹力纤维变性，真
皮层屏障破坏，导致黑色素合成增加，角质形成细胞不能及时均匀地将黑色素
运输至表皮，黑色素进入真皮等改变。研究发现，局部炎症反应也参与黄褐斑
发病，体内许多炎症介质，如环氧酶-2（COX-2）、白细胞介质（IL）-17、花
生四烯酸、前列腺素 E 等可能使黑色素细胞树突增大，刺激黑色素合成，参与
调节诱导黑色素的转运。此外，体内氧自由基氧化、皮肤局部微生态环境的改
变以及体内营养素含量异常在一定程度上参与了黄褐斑的发病过程。外敷七白
中医面膜，配合倒模，能够起到发散外邪，疏经通络，调气和血的作用，从而
美白、消斑、润泽肌肤。同时，现代药理学证实美白面膜中的药物具有抑制
TYR 的活性及黑素合成、清除自由基、抗氧化等作用，故适用于黄褐斑患者。
该治疗方式舒适无痛苦，价廉效好，易为患者所接受。

2. 有美白需求的求美者

该面膜组方安全、无毒、低敏，亦适用于有美白需求的求美者日常保养
使用。

【典型病例】林某某，女，41 岁。2018 年 6 月 6 日初诊。主诉：发现面部
长有褐色斑片 2 年，加重 1 月。患者 2 年前因心情烦闷不舒，睡眠欠佳后发现面
部长有褐色斑片，患者外用多种护肤品及祛斑产品效果欠佳。1 月前患者外出旅
游未做防晒措施致使斑片加重，自觉斑片明显影响美观，遂于我院就诊。刻下
症见：面颊两侧、额部以及颏部可见片状褐色斑片，对称分布，边界清楚，胃
纳欠佳，眠尚可，小便调，便溏，舌淡苔薄白，边有齿痕，脉沉细。

专科检查：患者面色暗沉，面颊两侧、额部以及颏部可见片状褐色斑片，
边界清楚。

辅助检查：皮肤镜下见褐色均匀一致斑片，毛细血管扩张。

中医诊断：黧黑斑。

中医辨证：脾虚湿蕴证。

西医诊断：黄褐斑。

患者因中药口味欠佳，不愿口服中药，嘱患者保持心情愉悦，适当运动，注意防晒，并予美白面膜治之。

第 1 周隔日 1 次，后每周 1 次，连续治疗 3 月后面部色斑明显变淡，治疗 5 月后色斑基本消失。

【体会】黄褐斑是中青年女性常见的皮肤色素沉着斑，疾病呈慢性过程，受多种因素共同影响，易复发。西医治疗方式主要有局部用药、系统用药、光电治疗。局部用药：外擦氢醌、果酸化学剥脱术等。系统用药：口服氨甲环酸、维生素 C 等；以及光电治疗等。以上治疗方式治疗黄褐斑均存在一定局限性，如加剧角质层损伤、价格高昂等。美白面膜现代药理学证实确能抑制黑色素的生成，配合面部按摩以及倒模，加速黑色素代谢，双管齐下，改善色斑。美白面膜作为一种补充治疗具有舒适无痛、价廉舒适的优势、易为患者所接受，患者依从性好，临床疗效显著。

十、祛痘面膜（粉）

【方剂来源】外用祛痘面膜（粉）方最早出自《刘涓子鬼遗方》。本方主治病机辨为湿热蕴肤。钟老根据多年临床经验，总结了 7 味中药配合石膏外敷治疗痤疮、酒糟鼻等，每获良效。

【药物组成】白芷 50g，黄连 50g，黄柏 50g，芍药 25g，栀子 40g，黄芩 50g，蛇床子 25g。

【使用方法】先嘱患者清洗面部，再将上述药物打磨呈细粉混合，用温水调和，均匀敷于患者面部（若患者戴有隐形眼镜或鼻部曾行手术者，均应予以避开），将桑皮纸沿发际线绕面部 1 周，并覆盖眼、唇部位；后加入石膏敷于药粉上层。打开喷雾机，将喷头对准患者面部喷 5~10 分钟，询问患者有无不适，热喷时防止烫伤。调匀石膏。嘱患者石膏发热属正常反应过程，密切观察患者是否出现不适反应。待石膏冷却后取下，并干棉球、消毒液予以清洁面部。

【功效】清热解毒，燥湿排脓。

【方义分析】方中白芷辛、温，归肺、胃、大肠经。解表散寒，祛风止痛，宣通鼻窍，燥湿止带，消肿排脓。栀子苦、寒，归心、肺、三焦经，泻火除烦，清热利湿，凉血解毒；外用消肿止痛。黄芩苦、寒，归肺、胆、脾、大肠、小肠经。清热燥湿，泻火解毒，止血，安胎。黄连苦、寒，归心、脾、胃、肝、胆、大肠经。清热燥湿，泻火解毒。黄柏苦、寒，归肾、膀胱经。清热燥湿，泻火解毒，除骨蒸。蛇床子辛、苦、温、有小毒，归肾经。燥湿祛风，杀虫止痒，温肾壮阳。全方合用清热解毒、燥湿排脓。诸药合用共奏清热解毒祛痈之效，用于痤疮炎症期作用明显。

【现代研究】白芷：现代药理研究发现白芷含挥发油、白当归素等多种香豆素类化合物，另含白芷毒素、花椒毒素等，具有解热、抗炎、镇痛、解痉、抗癌、降血压等作用，常用于各种抗感冒以及过敏性鼻炎、鼻窦炎的中成药中。

黄连：抗病原体，黄连及小檗碱具有广谱抗菌作用，黄连低浓度抑菌，高浓度杀菌；抗细菌毒素、抗腹泻；抗炎、解热，小檗碱对急慢性炎症均有抑制作用；镇静催眠；降血糖，小檗碱的降血糖作用是通过抑制肝脏的糖原异生和/或促进外周组织的葡萄糖酵解作用产生的；抗溃疡，小檗碱抗溃疡作用与其抑制胃酸分泌作用和对幽门螺杆菌有较强的抑菌作用有关。

黄柏：①抗病原微生物的作用。对心血管系统的作用；②黄柏的有效成分药根碱有正性肌力作用和抗心律失常作用；③对消化系统的作用。黄柏提取物有明显的抗消化道溃疡的作用；④对免疫系统的作用。黄柏中含有抑制细胞免疫反应的成分；⑤其他作用。黄柏内酯有利尿、健胃等作用，外用促进皮下瘀血吸收等作用；⑥对泌尿系统的作用。对治疗慢性前列腺炎有显著疗效。

芍药：现代药理研究，此药具有解痉，增强巨噬细胞吞噬能力，抑制急性炎症水肿，镇痛，保肝，抑菌，增强应激能力，抑制胰淀粉酶活性等作用。现代应用此药，可以用来治疗便秘、面肌抽搐、肌肉痉挛、各种疼痛、类风湿性关节炎等多种疾病。

栀子：含异栀子苷、去羟栀子苷、栀子酮苷、山栀子苷、京尼平苷酸及黄酮类栀子素、三萜类化合物藏红花素和藏红花酸、熊果酸等。现代药理研究，对结扎胆总管动物的谷草转氨酶（GOT）升高有明显的降低作用，还有利胆作用，使胆汁分泌量增加，有利胰及降胰酶作用、降压作用、镇静作用、抑菌作用。

黄芩：黄芩具有清热燥湿，泻火解毒，止血，安胎等功效。①抗菌、抗病毒。黄芩抗菌、抗病毒范围较广，体外对多种革兰阳性菌、革兰阴性菌有抑制作用；另外对多种致病性皮肤真菌亦有一定的抑制作用。抗菌有效成分是黄芩素和汉黄芩苷元。黄芩有抗病毒的作用，对流感病毒及乙型肝炎病毒有抑制作用。②抗炎。黄芩对急、慢性炎症反应均有抑制作用。黄芩水煎醇沉液对大鼠酵母性足肿胀有明显抑制作用。③对免疫功能的影响。黄芩对免疫功能有不同的影响，一方面具有抗免疫反应作用，尤其对 I 型变态反应（过敏反应）作用显著。④解热。黄芩茎叶总黄酮对干酵母引起的大鼠发热有显著的解热作用。黄芩苷腹腔或静脉注射对发热大鼠也有明显的解热作用，并呈一定的量-效关系。⑤保肝、利胆。黄芩及黄芩提取物等对多种实验性肝损伤模型有保护作用。黄芩的保肝作用可能与抗氧自由基损伤有关。黄芩及其有效成分黄芩素等可促进实验动物胆汁分泌，显示利胆作用。⑥镇静。黄芩有中枢抑制作用，能减少小鼠自发活动，协同阈下催眠量的戊巴比妥钠催眠作用。⑦对血液系统影响。黄芩有止血功效，黄芩素等有效成分能不同程度地抑制胶原、ADP、花生四烯酸诱导的血小板聚集，抑制凝血酶诱导的纤维蛋白原转化为纤维蛋白，产生抗凝血作用。

蛇床子：①蛇床子的总香豆素能扩张支气管平滑肌和改善肺通气功能，具有平喘作用，能使哮喘患者肺部哮鸣音明显减少或消失，改善肺部通气功能。②抗菌消炎：蛇床子含有的蛇床子素、佛手柑内酯和异虎耳草素，对发癣菌有抑制作用，花椒毒酚具有显著的抗霉菌作用。③止痒：蛇床子提取物在体内有杀灭阴道滴虫的作用，还有抗过敏的作用，因此能够止痒，还可以用于治疗阴痒带下、湿疹瘙痒等症。④驱虫：蛇床子提取物驱除蛔虫，可使大便蛔虫卵阳性的患者转阴性，蛇床子提取物在体内有杀灭阴道滴虫的作用。⑤抗过敏：蛇床子有抗过敏作用，能治疗过敏性疾病，如湿疹、痒疹、荨麻疹等。⑥抗心律失常：蛇床子的水提取物对乌头碱诱发的心律失常有预防作用，还有明显的治疗作用。

【主治疾病】

1. 痤疮

痤疮是毛囊皮脂腺单位的一种慢性炎症性皮肤病，主要好发于青少年，对青少年的心理和社交影响很大，但青春期后往往能自然减轻或痊愈。临床表现以好发于面部的粉刺、丘疹、脓疱、结节等多形性皮损为特点，痤疮的发生主要与皮脂分泌过多、毛囊皮脂腺导管堵塞、细菌感染和炎症反应等因素密切相关。进入青春期后人体内雄激素特别是睾酮的水平迅速升高，促进皮脂腺发育并产生大量皮脂。同时毛囊皮脂腺导管的角化异常造成导管堵塞，皮脂排出障碍，形成角质栓即微粉刺。毛囊中多种微生物尤其是痤疮丙酸杆菌大量繁殖，痤疮丙酸杆菌产生的脂酶分解皮脂生成游离脂肪酸，同时趋化炎症细胞和介质，最终诱导并加重炎症反应。

痤疮，属中医"粉刺"。中医认为，面、鼻及胸、背部属肺，痤疮常由肺经风热阻于肌肤所致；或因过食肥甘、油腻、辛辣食物，脾胃蕴热，湿热内生，熏蒸于面而成；或因青春之体，血气方刚，阳热上升，与风寒相搏，郁阻肌肤所致。

2. 玫瑰痤疮（酒糟鼻）

玫瑰痤疮，又称酒糟鼻（酒渣鼻），多见于30~50岁的中年人，女性多于男性，但严重病例一般见于男性，是一种发生于面中部的慢性炎症性疾病。玫瑰痤疮的确切病因不清楚，多种因素都有可能诱发或加重疾病，包括局部血管舒缩神经失调，毛囊虫及局部反复感染，食用辛辣食物、饮酒、冷热刺激、精神紧张、情绪激动、内分泌功能障碍等。

【典型病例】 朱某，男，18岁。2023年12月9日初诊。主诉：面部反复起红斑、丘疹2年。患者2年前无明显诱因面部部起红斑、丘疹、脓疱，自述面部油腻，于我市某医院就诊，诊断为痤疮，予外用"阿达帕林、硝酸咪康唑乳膏"后病情好转。此后多年患者每因熬夜或吃甜食、辛辣食物后病情复发，疗效逐渐变差。纳食尚可，眠差，大小便无异常，舌质红，苔黄腻，脉弦。

专科检查：面部油脂较多，见红斑、丘疹、脓疱，部分可见脓头，压痛（+）。

辅助检查：皮肤镜检查：镜下可见面部油脂溢出，红斑、丘疹、脓疱，周围见毛细血管扩张。

中医诊断：粉刺。

中医辨证：湿热蕴肤证。

西医诊断：脂溢性皮炎。

治法：清热除湿，解毒排脓。

内服方药：黄连温胆汤和三皮消痤汤加减，方示如下：

黄连 6g，法半夏 10g，竹茹 10g，陈皮 10g，茯苓 15g，生甘草 5g，枳实 10g，桑白皮 10g，地骨皮 10g，牡丹皮 10g，白花蛇舌草 30g，薏苡仁 30g，桔梗 10g。7 剂，水煎口服，日 3 次，200ml/次，饭后温服。

外治方药：祛痘面膜外敷。每二日 1 次。

二诊：中药内服、外洗 7 日后，患者面部油腻感明显减轻，丘疹压痛基本消失。查体头皮原有丘疹由鲜红色变为暗红色，原有脓疱基本消退。嘱患者规律作息，并继续予祛痘面膜敷面，2 周后诸症消失，痊愈。

【体会】痤疮有脓疱型和丘疹型，本方针对脓疱型痤疮效果更佳，最主要的表现就是：患者诉面部油腻，有红斑、丘疹、脓疱，本方治疗这种痤疮疗效较好。

在痤疮的西医治疗方面，强调抗真菌、抗炎两方面，广大患者对治疗诉求强调祛油。临床维 A 酸类（维 A 酸乳膏、阿达帕林凝胶、他扎罗汀凝胶）、过氧化苯甲酰、抗生素类（克林霉素、红霉素、氯霉素等）、壬二酸、硫黄洗剂等为代表，抗炎以含糖皮质激素的复合制剂为代表。临床目前尚未见集抗菌（细菌、真菌）、抗炎、控油多种功效于一体的中药面膜，祛痘面膜正好有以上功效。

十一、带状疱疹止痛方

【方剂来源】该方是基于钟老多年临证经验而总结形成的中药外用方，用于治疗带状疱疹疼痛。带状疱疹为皮肤科常见皮肤病，在临床治疗中，如何更好地止痛是当前治疗难点，西医目前多予以激素、止痛药等对症治疗。钟老认为带状疱疹之疼痛为内蕴之湿热与外受之邪毒阻于经络，不通则痛。故在治疗带状疱疹时强调内外通治。故在内服中药同时，运用止痛方外用作用局部皮损处，可起到通经活络、行气止痛之功，临床取得了较好的疗效。

【药物组成】川芎 15g，川乌 20g，草乌 20g，桂枝 15g，细辛 10g，红花 10g，白芷 5g，桃仁 10g。诸药为煎，加入适量二甲基亚砜。

【使用方法】诸药为煎，煎出药水后加入适量二甲基亚砜，然后用小毛巾浸湿后，贴于疼痛处，然后用热吹风烘烤，每次 15 分钟，毛巾干后再次浸湿，继续予以热吹风烘烤，每天 1~2 次。

【功效】通经活络，活血止痛

【方义分析】川芎，性温，味辛，归肝经、胆经、心包经，具有活血行气、祛风止痛的功效。川芎辛温香燥，走而不守，既能行散，上行可达巅顶；又入血分，下行可达血海。活血祛瘀作用广泛，适宜瘀血阻滞各种病症；祛风止痛，效用甚佳。《日华子本草》言："治一切风，一切气，一切劳损，一切血，补五劳……排脓消瘀血。"川乌为毛茛科植物乌头的干燥母根，草乌为毛茛科植物北乌头的干燥块根其药物性味归经相同，为味辛、苦，性热有大毒，归心、肝、脾、肾经。都具有祛风除湿，温经止痛的功效。《神农本草经》言："味辛，温。主中风，恶风洗洗，出汗，除寒湿痹，咳逆上气，破积聚，寒热。"《本草正义》言："乌头主治温经散寒，虽与附子大略相近，而温中之力较为不如。且专为祛除外风外寒之响导者。"为止痛之要药，可用于跌扑伤痛、冷痛、关节疼痛等。桂枝，性温，味辛、甘，归心、肺、膀胱经，具有发汗解肌，温通经脉，助阳化气等功效。《重订本草征要》言："助阳散寒，温经通脉，达营卫，和表里。无汗能发，有汗能止。理心腹之痛，搜关节之痹。横行而为手臂之引经。直行兼为奔豚之向导。"细辛，味温，性辛，具有解表散寒、祛风止痛、通窍、温肺化饮等功效，《神农本草经》言"主咳逆，头痛脑动，百节拘挛，风湿痹痛，死肌。久服明目、利九窍，轻身长年"。红花味辛、性温，归心、肝经，具有活血通经，散瘀止痛之效。白芷，味温，性辛，具有解表散寒、祛风止痛、宣通鼻窍、燥湿止带、消肿排脓等功效。桃仁，气平，味苦、甘，归心、大肠、肺经，具有活血化瘀、止咳平喘等功效。《本草约言》言："桃仁……阴中之阳，可升可降。苦以破滞血，疗诸经久蓄之血结，甘以生新血，润大肠血秘之便难。"清代《本草汇笺》又记载"苦能泄滞，辛能散结，甘以生新，故破瘀血者用之。盖血者有形之物，周流一身，一有凝滞，则为血结、血秘、血燥、瘀血、蓄血、血痛、血瘕诸症，用之立通"。全方由八味药组成，且多为血分之药，药简效专，故可发挥较好的止痛作用。药物皆具有活血止痛之功效，其中川芎为血中之气药，故能走窜行气通络。川乌、草乌为止痛之要药，其性热，血得热则行得寒则凝，《本草求真》载附子辛而大热，"其性走而不守，通行十二经，无所不至"，故川乌、草乌外敷于局部可循行于经络，发挥温经活血、通络止痛之效。方中多数药物为辛味药，辛具有能散能行的特点，辛味属阳主动，其行助药势当归属于"能行"的作用范畴，辛味的走窜之性能引领药物之温热以达病所，行助药力，从而更好地发挥温热之性对经络的温煦作用。

【现代研究】现代研究表明，此方具有镇痛、抗炎、抗肿瘤、抗衰老、抗动脉粥样硬化、细胞保护等作用。川乌、草乌主要成分为乌头碱，药物成分相同，药理作用也大致相同，即都具有抗炎、免疫抑制、麻醉止痛、抗肿瘤等作用。有研究表明，草乌提取物对各类疼痛的镇痛有效率达95%，作用强度大于吗啡，且不成瘾。对风湿性及类风湿性关节炎、肩周炎、良性关节痛、腰及四肢关节扭伤、挫伤、带状疱疹、癌症晚期疼痛等均有良好疗效。桂枝具有解热镇痛、抗菌、抗病毒、抗炎、扩张血管等功效。细辛具有散寒解热止痛抗炎、抗过敏、抗微生物、扩血管等功效。红花具有扩张血管、改善微循环、消炎、增强免疫、抗衰老、抗肿瘤等功效。白芷具有镇痛消炎、活血化瘀、解痉、抗菌等功效。桃仁具有抗炎、抗氧化、活血化瘀、抗凝血、抗血栓等作用。综上表明，这些药物皆有抗炎止痛的效果，故可用于治疗带状疱疹的疼痛，发挥较好的疗效。在临床治疗中广泛应用于各种疼痛疾病。

【临床应用】

1. 带状疱疹后遗神经痛

带状疱疹后遗神经痛（PHN）是指带状疱疹皮疹愈合后持续1个月及以上的疼痛，是带状疱疹最常见的并发症，有9%～34%的带状疱疹患者遗留有神经痛，年龄愈大，神经痛愈重。60岁以上的老年患者或患有慢性消耗性疾病的患者约65%会产生PHN神经痛，且疼痛更加剧烈、病程长、严重影响患者的生活质量。目前临床治疗推荐治疗PHN的一线药物包括钙离子通道调节剂（普瑞巴林和加巴喷丁）、三环类抗抑郁药（阿米替林）和5%利多卡因贴剂，二线药物包括阿片类药物和曲马朵等不良反应风险高，容易发生药物依赖、耐受和成瘾，不适合患者长期服用。带状疱疹在现存的中医文献中，由于其灼热刺痛、皮肤红斑、簇集水疱而被列入"丹门"，归属于"缠腰丹""火丹""蛇串疮"等范畴。历代医家对其病机证治有多种论述，大多遵循《医宗金鉴·外科心法要诀》所云："缠腰火丹……干者色红赤，形如云片，上起风粟，作痒发热，此属肝心二经风火，治宜龙胆泻肝汤；湿者色黄白，水疱大小不等，作烂水流，较干者多疼，此属脾肺二经湿热，治宜除湿胃苓汤。"临证治疗时多运用苦寒燥湿之品。钟老认为，当下之人偏嗜肥甘厚腻，极易酿湿生热，或因脾失健运，湿邪内生，郁久化热，湿热熏蒸肝胆，致肝经湿热，外蕴于皮肤，发为带状疱疹。其病机多为肝经郁火所致，毒火伏藏，待时而发，一旦发病，余毒留滞不清，阻碍气血运行，络脉瘀滞，缠绵难愈，如《外科证治全书》曰："诸痛皆由气血瘀滞不通而致。"即使外在疱疹愈合，后遗神经疼痛仍可持续存在，中医称之为"蛇串疮后遗神经痛"。当患者转为PHN时，虽外无皮疹之状，但内里余毒未清，局部疼痛症状仍显。但多以疼痛为主，故钟老根据多年经验创立该止痛方，专攻活血止痛，治疗该病疗效显著。

2. 肋间神经痛

肋间神经痛常由呼吸动作诱发，主要的临床表现是肋间带状区疼痛，常常因咳嗽或者喷嚏而加重，疼痛剧烈时可放射至同侧的肩背部，有时分布呈带状，本病有原发性肋间神经痛和继发性肋间神经痛。由于肋间神经不同原因的损害，患者会出现沿肋间神经分布的触觉减退及相应的肋间肌肉痉挛。因此肋间神经痛所引发的一系列不良后果都大大降低了患者的生活质量和幸福指数。由于此病病程长，常反复发作，患者痛苦大，长此以往患者常常伴有抑郁状态，故临床中常选用抗抑郁药、抗惊厥药、谷氨酸受体拮抗剂及阿片类等药物，但这些药物只能缓解症状，是因为这些只能作为神经病理性疼痛的基础治疗，且具有依赖性，而目前使用的处方药中，大部分并未被批准用于治疗神经病理性疼痛。

在中医理论中，肋间神经痛属于"胁痛"范畴。胁痛是一种以一侧或两侧胁肋部疼痛为主的症状。中医认为其病位在肝胆，且有虚实之分，实证以外邪、气滞、痰饮、血瘀为主；虚证以肝肾亏损，肝失所养为主。《素问·气穴论》曰："积寒留舍，荣卫不居，卷肉缩筋，肋肘不得伸。"寒邪致血脉不通，经脉痹阻，不通则痛，而致本病；又因肝肾亏虚，肋部筋脉失养，或情志不遂、气滞血瘀痰浊，最终导致气血运行受阻，不通则痛，或气血不足，运行不能，不荣则痛。对于顽固性、难治性肋间疼痛多属不通则痛，瘀血阻于经络，结合整体与局部辨证，选择该方止痛。

3. 膝骨关节炎

膝骨关节炎（KOA）是临床中常见的膝关节周围性疾病，是多种因素引起的退行性改变，女性患者多于男性，特别是对于中老年患者来说，膝关节畸形、肿胀会直接影响下肢活动功能，从而带来一系列的并发症，影响生活质量。中医中膝骨关节炎属"骨痹""痿证""痹证"范畴，而对于早期的膝骨关节炎患者来说，西医能采取的治疗手段多以手术和口服药物为主；与此相比，中医外治具有得天独厚的优势。对于辨证属于气滞血瘀、寒湿阻络者，也可选用该方，方中川乌、草乌为治疗痹症的要药，可温经通络、除湿止痛。且该病多病情缠绵难愈，反复发作，病程日久，邪入于络，气血凝滞，不通则痛，且伤于湿者下先受之，湿邪阻于经络，病情反复缠绵，运用该方可祛风除湿，温经止痛，对于该病可取得较好疗效。

【典型病例】阮某，女，72岁，2021年6月初诊。主诉：左腰部疼痛3+月。现病史：3+月前，患者自觉腰部酸胀不适，后左腰部迅速出现片状红斑，其上簇集性水疱，呈带状分布，疱壁薄，疱液澄清，自觉针刺样及烧灼样疼痛。于当地县医院就诊，诊断为"带状疱疹"，予抗病毒等治疗后，水疱干涸、皮损消退后出院。出院后，患者左腰部疼痛持续不解，遂来我院门诊医治。现症见：患者一般情况尚可，腰部疼痛处无发红肿胀，自诉疼痛剧烈，呈放射痛，纳可，眠差，二便调，舌暗红，苔薄白，脉弦。

中医诊断：蛇串疮。

中医辨证：气滞血瘀证。

西医诊断：带状疱疹后遗神经痛。

内服方药：桃红四物汤加减。

桃仁10g，红花15g，当归15g，川芎10g，生地黄30g，白芍20g，陈皮15g，半夏15g，香附10g，柴胡10g，石菖蒲5g，路路通10g，延胡索10g，蜈蚣1条，枳壳10g，甘草6g。15剂，水煎服，每日1剂，分3次服。

外用方：川芎15g，川乌20g，草乌20g，桂枝15g，细辛10g，红花10g，白芷5g，桃仁10g。

用法：诸药为煎，煎出药水后加入适量二甲基亚砜，然后用小毛巾浸湿后，贴于疼痛处，然后用热吹风烘烤，每次15分钟，毛巾干后再次浸湿，继续予以热吹风烘烤，每天1-2次。

二诊：1月后患者复诊，患者疼痛明显减轻，仅偶感疼痛，继续守方守法治疗。两个月后电话随访，患者疼痛消失，临床痊愈。

【按语】"外科之法，最重外治"，钟老认为，中医外治技术中的热熨法通过合理的药物配伍，具有疏通腠理、调畅气血、化瘀散结、通络止痛的作用。通过中药药液外敷局部再加用热吹风烘烤当属于热熨法范畴，直接作用于皮损局部可直接发挥活血通经止痛之效，热吹风可增强药物的热效应，增强药液的渗透性，从而更好地发挥药效，使之直达病所，行活血止痛之功。该方用药简单，药简效专，为针对疼痛的专效处方，可直接作用于皮肤疼痛处，药效可直达病所。该方法简效廉便，可广泛用于临床，常用于带状疱疹疼痛、肋间神经痛、锥体病变引起疼痛等，为治疗疼痛提供更好的中医药外治治疗方案。

十二、手足癣外洗方

【方剂来源】手足癣外洗方源于苦参汤加减，苦参汤源自清代外科大家高秉钧所著《疡科心得集》，为治疗脾经湿热毒郁久而发的"一切疥癞疯癣"外洗方药。其主要成分为苦参、蛇床子、地肤子、白芷、野菊花、金银花、石菖蒲、黄柏。后世医家多以此方加减外治银屑病、手足癣、白塞综合征、肛周湿疹、肛周瘙痒、肛周脓肿等疾病。钟老重视局部辨证，加减化裁苦参汤外治手足癣浸渍糜烂、汗疱疹、湿疹、生殖器疱疹等，疗效可观。后重在加减运用外治手足癣疾病上获效甚好。

【药物组成】 苦参 15g，地肤子 15g，蛇床子 15g，白芷 15g，百部 15g，芒硝 15g，陈艾叶 15g，野菊花 15g，当归 15g。

【使用方法】 中药方混合打粉备用于煎药袋，每日 1 剂，水煎外用，药液量以可浸泡手足部位为宜，先以煎药热气熏蒸，50℃为宜，待温度降至 30℃左右开始浸洗，每次 15~20 分钟，水疱糜烂型熏洗完以后保持局部干燥，角化型可适当外擦润肤剂。

【功效】 清热燥湿，祛风解毒止痒。

【方义分析】 苦参，其性大苦大寒，清热燥湿、祛风止痒，能杀湿热所生之虫，故为君药，正如《本草汇言》所记载，"苦参，祛风泻火，燥湿杀虫之药也"；芒硝、野菊花皆为苦寒之品，助苦参苦寒直折，其性愈寒愈燥，其功愈烈；佐以蛇床子、地肤子、白芷、陈艾叶燥湿祛风止痒，百部杀虫止痒，当归活血祛风，诸药配伍，共奏清热燥湿、祛风解毒止痒之功。

【现代研究】 苦参汤具有抗炎止痒、抗感染等多种作用。苦参性苦、寒，归心、肝、大肠、膀胱经，具有清热燥湿、杀虫止痒之效。苦参中的有效成分苦参酮可以通过抑制炎症细胞增殖、分化来治疗慢性炎症性皮肤疾病。近代研究发现苦参对马拉色菌有明显治疗作用。蛇床子性苦、温，具有温肾助阳、燥湿、杀虫、止痒功效。其提取液能够有效抑制 P 物质和改善皮炎模型诱导的瘙痒行为，且对组胺物质依赖性瘙痒的疗效较好。研究发现，苦参配合蛇床子有增强苦参碱的抗真菌药效。百部性甘、苦、微温，有温肺、止咳、杀虫之效。《本草拾遗》中提到百部："火炙浸酒空腹饮，去虫蚕咬，兼疥癣疮"。其主要作用成分为百部生物碱，可抑制对抗皮肤真菌。芒硝性辛、苦，大寒，可泻热通便、润燥软坚、抑菌抗炎。现代药理发现，芒硝对各类体癣及湿疹引起的瘙痒有明显缓解作用。陈艾叶性温、苦，有散寒止痛、安胎、调经、止血、杀虫功效。陈艾叶挥发油是主要作用成分，抗菌性广。外用具有较强抑菌止痒作用。野菊花味辛、苦、性微寒，有疏风清热、解毒消肿功效。现代药理研究发现，野菊花能够通过调节免疫来改善 Th1/Th2 免疫功能失衡现象，同时也能较好地抑制免疫球蛋白 E（IgE）水平。当归具有抑菌、改善局部循环、调节免疫等作用。

【主治疾病】手足癣。

手足癣属于真菌感染性疾病范畴，常见于手指、足趾间的皮肤，本疾病主要与皮肤表皮癣菌群密切相关。主要临床表现包括局部红斑、糜烂、渗液、水疱、浸渍等，若病程日久、迁延不愈，会出现局部皮肤角化、皲裂、干燥增厚、脱屑等症状。总体来说，对患者手、足部位损害严重，严重影响患者的生活质量。

手癣在传统医学多称为"鹅掌风"，因疾病形态而命名，首次记载于明代沈之问的《解围元薮》，后世医家多以此名论之，并沿用至今。此外，手癣在古文献亦有"掌心风""鹅掌癣"等名。清代陈士铎在《外科秘录》中提出鹅掌风不仅仅局限在手部，亦可发于足部，多伴有疼痛、瘙痒；足癣一名，在元代医家齐德之的《外科精义》中有所记载。此外，亦有"烂脚丫""田螺疱""脚湿气"等名。如"田螺疱"在明代陈实功的《外科正宗》有记载，"足癣以水疱为主者，生于手足部，初起有灼热感，随即长有水疱"。如"烂脚丫"出自清代许克昌和毕法合撰而成的《外科证治全书》，"初起粟米白疱，伴瘙痒，搔抓则皮肤溃烂，流腥臭水，有疼痛感，瘙痒反复，则名烂脚丫"。

【典型病例】

1. 王某某，男，54岁。2018年07月12日初诊。主诉：反复双足趾间糜烂渗液2+年，加重10⁺天。患者在2⁺年前无明显诱因出现双足趾间糜烂渗液，伴疼痛，瘙痒剧烈，于当地某医院就诊，诊断为足癣，予复方黄柏溶液外洗，后多次外擦复方酮康唑乳膏、硝酸咪康唑乳膏等均有改善，但易反复发作。10⁺天前，患者于饮食辛辣、饮酒后出现症状加重，双足趾间红斑、糜烂、渗液、浸渍，瘙痒明显，影响生活。纳眠一般，小便可，大便黏腻，舌红，苔黄腻，脉滑数。

专科检查：双足趾间红斑、糜烂、渗液、浸渍，第4、第5趾间尤甚。

辅助检查：伍德灯检查：可见少量散在黄绿色荧光反应。

中医诊断：脚湿气。

中医辨证：湿热下注证。

西医诊断：足癣。

治法：清热燥湿，解毒祛风止痒。

内服方药：四妙散加减。

茯苓20g，白术15g，苍术15g，薏苡仁30g，车前草30g，蒲公英30g，白花蛇舌草30g，地肤子20g，紫荆皮15g，刺蒺藜15g，黄连10g，黄柏5g，白鲜皮15g，磁石30g，甘草10g。7剂，水煎口服，每日3次，150ml/次，饭后温服。

外治方药：手足癣方外洗。每日1次，1次15~20分钟。

二诊：中药内服、外洗7日后，患者双足趾间红斑渗液、瘙痒均有改善。查体足趾间红斑颜色变淡、糜烂渗液浸渍减轻，继续予以手足癣外洗方。2周后诸症明显缓解，未见明显红斑渗液，局部较干燥。

2. 刘某，女，32岁。2020年09月20日初诊。主诉：反复双手掌脱屑伴瘙痒3⁺月，加重一周。患者于3⁺月前双手掌边缘出现反复脱皮伴轻微瘙痒，后脱皮蔓延至整个手掌。遂于当地某医院就诊，行伍德灯和真菌涂片培养检查，诊断为手癣，用药膏等均有改善，但易反复发作。一周前，症状加重，双手掌脱屑增多，感到轻微瘙痒，患者情绪焦虑，并长期从事厨房工作，于钟老门诊就诊。纳可眠差，小便可，便秘，舌淡红，苔白，脉沉细。

专科检查：双手掌脱屑明显，手掌边缘尤甚，轻微瘙痒，未见明显水疱。

辅助检查：伍德灯检查：可见黄绿色荧光反应。

中医诊断：鹅掌风。

中医辨证：气虚证。

西医诊断：手癣。

治法：益气固本，祛风止痒。

内服方药：玉屏风散加减。

黄芪30g，白术20g，防风10g，茯苓20，薏苡仁20g，陈皮10g，地肤子10g，刺蒺藜15g，合欢皮30g，首乌藤30g，酸枣仁10g，珍珠母15g。

7剂，水煎口服，每日3次，150ml/次，饭后温服。

外治方药：手足癣方外洗。每日1次，每次15~20分钟。晾干后继续用药膏外擦。

二诊：中药内服、外洗7日后，患者双侧手掌脱屑瘙痒均有改善。查体：

手掌及边缘脱屑减少，瘙痒已不明显，睡眠改善。嘱其继续予以手足癣外洗方。2周后诸症明显缓解。

【体会】根据手足癣的皮肤表现类型，临床上可分为水疱型、糜烂型、角化型，本病有一定的发病规律，并且临床上这三种不同类型的皮损可同时存在。本病有一定传染性，平时应多注意个人卫生防护。手足癣的西医治疗多注重抗真菌、抗炎等方面。针对各类型的手足癣，临床上常用药有复方黄柏液/洗液、复方酮康唑乳膏等各种剂型药物。我院现将手足癣外洗方作为治疗手足癣的常用外用洗剂，疗效可观。此方不仅仅可用于手足癣，其他如体癣、股癣亦可用于外洗，效果佳。

十三、湿疹泡洗方

【方剂来源】急性湿疹方和慢性湿疹方都是钟老根据自身临床经验自创的外洗方，急性湿疹方多用于湿疹急性期，由于急性期以渗出和水疱为主，故急性湿疹方功效以收湿敛疮为主。慢性湿疹方用于湿疹慢性期，慢性湿疹以瘙痒、皮损肥厚为特征，故慢性湿疹方主要起到清热凉血、祛风止痒的效果。

【药物组成】急性湿疹方：车前子 10g，川木通 5g，泽泻 10g，秦皮 15g，茯苓 15g，甘草 10g。慢性湿疹方：地黄 30g，黄芩 10g，炒蒺藜 12g，白鲜皮 12g，冰片 2g，地肤子 10g，苦参 10g。

【使用方法】急性湿疹方：诸药加水 2 500ml 同煎，先使用大火煮沸，沸后调小火再煮 20 分钟，取药液。然后使用药液泡澡，时间 5~10 分钟。每两日重复使用 1 次。慢性湿疹方：冰片溶于 100ml 75%酒精或白酒备用，其余诸药加水 2 500ml 同煎，先使用大火煮沸，沸后调小火再煮 20 分钟，取药液。将事先备好的冰片加入药液中，然后使用药液泡澡，时间 5~10 分钟。每 2 日重复使用 1 次。

【功效】急性湿疹方：收湿敛疮止痒。慢性湿疹方：清热凉血，祛风止痒。

【方义分析】急性湿疹方：车前子、川木通、泽泻、茯苓利湿，结合湿疹患者发病原因多离不开"湿"，故利湿尤为重要，急性湿疹以流汁渗出为突出特征，故此方中多以利湿为主，加秦皮利湿同时又可止痒。慢性湿疹方：皮损肥厚和瘙痒为突出特点，因此本方中使用黄芩以及冰片清热止痒、炒蒺藜、白鲜皮以及地肤子皆可清热祛风止痒，地黄清热凉血止痒。全方共凑清热凉血、祛风止痒之效。

【现代研究】

1. 急性湿疹方

茯苓：现代研究表明，茯苓多糖可以通过调节肠道菌群发挥增强免疫的作用，此外茯苓中富含一氧化氮（NO），在适应性免疫细胞的发育、分化、激活等多个过程中发挥重要作用，研究发现 NO 释放浓度随着茯苓多糖浓度的增大而增大，且茯苓多糖各单糖对小鼠的巨噬细胞释放 NO 的浓度均有相关性，其中葡萄糖、半乳糖和甘露糖对免疫活性具有显著贡献。茯苓多糖可提高大鼠血清中 IgG、IL-2、IL-6 和大鼠 γ 干扰素（IFN-γ）水平及免疫器官指数，表明茯苓多糖能提高 SD 雄性大鼠的免疫功能。

车前子：现代药理研究表明，车前子有显著利尿作用，还有抗菌作用。在车前子中分离得到并鉴定的化学成分包括苯乙醇苷类、环烯醚萜类、黄酮类、生物碱类和多糖类。药理作用研究表明，车前子具有利尿、免疫调节、抗氧化、降血脂、抗炎及抗病毒等多种生物活性。这些化学成分可使得渗出液容积显著减少，渗出液中白细胞（WBC）、肿瘤坏死因子-α（TNF-α）的含量以及血清中 MDA 水平明显下降，渗出液和血清中 SOD 的活性明显升高。研究表明，车前子多糖对各期炎症的形成均具有抑制和减轻作用，该作用很可能是通过抑制炎性因子的渗出、自由基的清除、抑制脂质过氧化水平而产生的。

川木通：与车前子类似，主要有利尿及抗菌作用。

甘草：甘草应用广泛，药用价值极高，被称为"国老"。现代研究发现，甘草具有抗炎、抗菌、免疫调节等作用。抗炎作用：三萜皂苷类、黄酮类、多糖类是甘草的主要生物活性成分。甘草的抗炎机理是甘草次酸（GA）抑制磷脂酶 A2、脂加氧酶的活性，抑制前列腺素的合成与释放，从而发挥抗炎作用。甘草酸和 GA 可提高内源性和外源性皮质激素的活性，甘草酸和 GA 又可与皮质激素受体结合，呈现出糖皮质激素、盐皮质激素样作用。甘草查尔酮 A、甘草甜素均可抗炎在皮肤病方面的研究显示，甘草抗炎不低于皮质类固醇药物，而且不良作用小很多。

泽泻：泽泻的主要药理作用体现在利尿以及抗菌，对于多数感染性皮肤病有用。现代研究表明，泽泻能显著降低 NO 的释放，并可显著下调环氧合酶-2、诱导型一氧化氮合酶、IL-1β、IL-6 和肿瘤坏死因子-α 等炎症因子 mRNA 的表达。此外泽泻醇 A、25-甲氧基泽泻醇 A、11-去氧泽泻醇 A、24-乙酰泽泻醇 E、泽泻醇 G 和 25-脱水泽泻醇 F 以及倍半萜 5βH-guaia-6-ene 和 10-hydroxy-7, 10-epoxysalvialane 有良好的抗菌活性，还可止痒。

秦皮：秦皮性寒，味苦、涩，归肝、胆、大肠经，具有清热、止泻和明目等作用，在世界范围内具有较广泛的临床应用。近年来国内外学者对于秦皮的药理作用研究日益增多，秦皮主要含香豆素、木质素和酚类等功效成分，具有抗炎、抗肿瘤、抗氧化和抗抑郁等广泛的生物活性。研究表明，秦皮具有改善炎性疾病的作用，其作用机制多与减缓组织病变、下调炎症因子水平有关。

2. 慢性湿疹方

地黄：T 细胞是发挥免疫作用的重要细胞成分，现代药理发现，地黄多糖可调节 CD4+ 与 CD8+ 的比值，从而促进机体恢复。地黄多糖是主要活性成分，由蔗糖、棉子糖、水苏糖等低聚糖组成，其在治疗炎症方面有不可替代的作用。地黄所含梓醇、毛蕊花糖苷、地黄苷 D 等化学成分有抗炎、抗氧化等药理作用。

黄芩：黄芩主要成分为黄芩甙锌和黄芩苷，对二甲苯致水肿的模型有抑制作用，说明黄芩对急、慢性炎症均有抑制作用，组胺和前列腺素（PG）是致炎物质，黄芩能抗组胺释放、抗花生四烯酸代谢，是其抗炎的作用机理。黄芩中主要含黄酮类成分可抑制腺苷 3′, 5′-环单磷酸二酯酶的活性，从而阻断环腺苷酸（cAMP）开环以达到阻止过敏介质释放，黄芩苷能选择性抑制血小板中脂加氧酶的活性，从而抑制过敏性慢反应物质（SRS-A）的释放，以达到抗过敏的目的。

苦参：苦参为临床常用中药，具有清热燥湿、杀虫利尿功效。苦参的化学成分主要为氧化苦参碱、苦参碱以及黄酮类化合物，具有抗菌、抗病毒、降血糖、降血脂、抗氧化、抗炎、镇静、镇痛、免疫调节、保护心脏等作用。苦参提取物对各种急、慢性炎症均有抗炎作用。实验发现，苦参水提取物能够降低豚鼠皮肤肿胀度，降低血清中促炎细胞因子 IL-6 和 TNF-α 水平，提高抑炎细胞因子 IL-10 水平，其作用机制一方面可通过调节机体免疫反应，抑制转录因子 RORγt 表达进而降低细胞向 Th17 细胞分化，从而抑制炎症反应，另一方面可通过激活 Nrf2/HO-1 通路发挥抗炎作用。苦参生品及苦参麸炒品水提液均具有明显的抗炎作用，苦参中的氧化苦参碱、苦参碱、槐果碱、鹰爪豆碱均对二甲苯致小鼠耳郭肿胀有明显抑制作用，抗炎的主要成分为生物碱，此外，苦参中的黄酮类成分也具有明显的抗炎活性。

地肤子：地肤子的水浸剂对多种皮肤真菌均有不同的抑制作用，有较弱的利尿作用，还有抗过敏、抗菌等作用。地肤子中所含三萜皂苷为主要生物活性成分，其具有显著的抗炎药理作用，主要用于治疗瘙痒、湿疹等多种皮肤慢性疾病。地肤子中可以抑制速发型变态反应的主要生物活性成分为地肤子总皂苷，再经过对照后发现，其抗过敏的致炎作用弱于抗过敏性瘙痒作用。

白鲜皮：白鲜皮为传统经典中草药，药用价值较高，许多文献记载白鲜皮有祛风解毒、清热燥湿的功效，可用于风湿热痹、风疹、黄水淋漓、湿疹、湿热疮毒、黄疸尿赤、疥癣疮癞等。现代研究表明，白鲜皮提取物对巨噬细胞产生的 NO、细胞免疫、体液免疫反应等有明显的抑制作用，具有减少炎性细胞因子和细胞数量及抗淋巴增殖作用，实验表明，白鲜皮提取物通过降低细胞内 Ca^{2+} 水平，使 Lyn、Syk 和 PLCγs 途径失活，从而有效地抑制肥大细胞脱颗粒，得出白鲜皮提取物对肥大细胞介导的反应有一定的调节作用。另外通过抑制丝裂素活化蛋白激酶（MAPKs）和 NF-κB 通路的激活，抑制血清 IgE 和组胺水平，降低 TNF-α、IL-4 和胸腺基质淋巴细胞生成素（TSLP）水平，白鲜皮的抗炎活性作用可能与其含巴酮衍生物有一定的关系，其中 dasycarinone 通过抑制 NF-κB 信号通路显示出较强的抗炎活性。白鲜皮可以使皮肤炎症减轻，炎性细胞因子和细胞数量减少，有止痒的作用，可用于湿疹、银屑病等皮肤病的治疗。

炒蒺藜：炒蒺藜的主要化学成分是蒺藜苷、槲皮素、挥发油以及脂肪酸，蒺藜有降压、利尿作用，还有抑菌作用，此外，蒺藜也有抗过敏以及抗衰老作用。

冰片：现代药理研究证实，冰片具有抗细菌、抗真菌、抗炎、镇痛、保护中枢神经系统、保护循环系统等作用，同时有很好的止痒效果。

【主治疾病】急、慢性湿疹。急性湿疹方和慢性湿疹方现代药理表明其都可调节免疫、抗菌、抗感染，故临床用急慢性湿疹方对应治疗急慢性湿疹的效果往往较好，也可根据患者辨证的差异性进行调整。

【典型病例】米某，男，63岁，退休。主诉：反复双下肢红斑、丘疹、瘙痒3+月，泛发全身1+月患者自3+月前双下肢开始出现散在粟粒大小红斑、丘疹，部分融合成片，瘙痒明显，搔抓后形成浅表糜烂面，且伴少量渗出，多次就诊于当地诊所，外用"激素软膏"（具体不详），皮损时轻时重，反复不愈。其后皮损泛发全身，瘙痒剧烈，于多家医院诊断为"湿疹"，外用多种药物后无明显好转，遂入我院治疗。患者纳可眠差，大便稀，小便正常。舌质红胖大，边有齿痕，苔薄黄，脉数。

专科检查：全身散在粟粒至黄豆大小红斑、丘疹，部分融合呈片状，部分皮损上可见皮屑附着，皮损以双下肢较重。

中医诊断：湿疮

中医辨证：湿热蕴肤证。

西医诊断：湿疹。

治法：清热利湿止痒。

内服方药：四君子汤加减。

南沙参15g，茯苓15g，白术15g，甘草15g，紫荆皮10g，马齿苋15g，煅龙骨3g，牡丹皮10g，地黄30g，赤芍10g。水煎服，每日1剂，共7剂。外用急湿疹方3剂，每周泡两次，一剂药使用一次，每次泡15分钟。复诊时患者诉瘙痒明显缓解。查体：部分皮损渐渐消退。继续治疗，病情明显缓解。

二诊：继续中药内服加外洗7日后，患者皮肤瘙痒感明显减轻。查体：头皮原有红斑由鲜红色变为暗红色，原有鳞屑、丘疹基本消退。诸患者规律作息，并继续予上方加减，2周后诸症消失，痊愈。

【体会】湿疹，中医称之为湿疮，总由禀赋不耐、风湿热邪客于肌肤而发。本病患者长居湿地，以至湿气困脾，脾失运化至湿气愈剧，故泛于肌肤，发为湿疮，故可见大量红斑、丘疹伴渗出，因为湿困肌肤而使肌肤失于濡养故瘙痒剧烈。治疗予以四君子汤加减健脾祛湿而治本；外用急性湿疹方，方中车前子、川木通、泽泻、茯苓利湿，秦皮清热利湿止痒。

十四、银屑病药浴方（进行期）

【方剂来源】银屑病又名"牛皮癣"，由于反复发作，红斑顽固难消，脱屑明显，瘙痒剧烈，严重影响患者的生活质量。钟老师古而不泥古，结合自身多年临床经验，根据银屑病的不同分期（进行期和静止期），并通过长期临床观察，指出四川地区银屑病患者多以湿热证或血热证居多，湿与热蕴结，郁久化毒，耗伤津液，瘀滞气血，致血瘀或血虚等证。病情迁延日久入络，多虚多瘀，痰瘀互结而成顽固难治之斑块，久不消散。对于不同分期的银屑病患者，钟老承《外科秘录·白壳疮》："白壳疮……此等补气疮非一二剂补气补血可以速愈也，故必须外治为妙。"之旨，分别创立消银化斑汤（进行期）和消银软坚汤（静止期）两种中药药浴方，运用外治中药直达病所，取得了良好的临床疗效。

【药物组成】生大黄 15g，生甘草 60g，苦参 20g，马齿苋 20g，黄柏 20g，野菊花 20g，银花 20g，银花藤 20g，乌梅 20g。

【使用方法】以上诸药加水 2 000ml，煮沸后 20 分钟，去渣取药液，将熬好的药液倒入浴缸或木桶内，按照 1∶3 的比例加入适当温水，沐浴全身，水温不宜过高，控制在 35~37℃为宜，每次 20 分钟（老人、儿童 15 分钟为宜），每周 2~3 次。药浴时应用软毛巾，切忌过度搓擦，以防加重皮损。药浴时室内温度不宜过低，注意保暖。

【功效】清热燥湿，解毒消斑。

【方义分析】消银化斑汤是在大黄甘草汤基础上化裁而来，大黄甘草汤出自《金匮要略》，原是张仲景治疗胃肠实热呕吐的方剂。钟老谨守病机，异病同治，将其作为消银化斑汤基础方，方中大黄性味苦寒，有泻下攻积、清热泻火、止血解毒、消痈祛瘀，推陈出新之功，《太平圣惠方》中记载大黄与枯矾等分为末外擦用于口疮糜烂。我国历代医家都将大黄作为外科治疗热毒疮疡的良药，外用于局部，多取其清热解毒、利湿消肿止痒之功，如张锡纯认为："大黄……性凉……又善解疮疡热毒，以治疔毒，尤为特效之药。"清代医家唐宗海对大黄尤为推崇，他在其著作《血证论》云："大黄一味，能推陈出新——既是气药，也是血药，止血而不留瘀，尤为妙药。"甘草性味甘平，有益气补中，清热解毒，祛痰止咳，缓急止痛，调和药性的作用，其中调和之功效卓著，故有"国老"之称，《神农本草经》中记载甘草："主五脏六腑寒热邪气，坚筋骨，长肌肉，倍力，金疮肿，解毒。"古代医家认为其外用可祛腐生肌、推陈致新。二者配伍泻中寓补，苦寒与甘平结合。野菊花大苦大寒，用以急泻火毒，防病邪久郁伤阴太过。黄柏性味苦寒，归肝、胆、大肠、肾、膀胱经，具有清热燥湿、泻火解毒、退虚热的功效，《本草拾遗》中记载其功效为"主热疮疱起，虫疮，痢，下血，杀蛀虫"。苦参性味苦寒，具有清热燥湿、泻火解毒、杀虫、利尿等功效，《神农本草经》："主心腹结气，癥瘕积聚，黄疸，溺有余沥，逐水，除痈肿，补中，明目止泪。"《药性论》："治热毒风，皮肌烦燥生疮，赤癞眉脱，主除大热嗜睡，治腹中冷痛，中恶腹痛，除体闷，治心、腹积聚。"《滇南本草》："凉血，解热毒，疗癞，胳窜疮毒最良。疗皮肤瘙痒，血风癣疮，顽皮白屑，肠风下血，便血。消风，消肿毒，消痰毒。"马齿苋性味酸寒，具有清热解毒，凉血止痢之功效，《本草纲目》："散血消肿，利肠滑胎，解毒通淋。治产后虚汗。"《新修本草》："主诸肿萎疣目，捣揩之，饮汁主反胃，诸淋，金疮血流，破血癖癥瘕，小儿尤良。"黄柏性味苦寒，具有清热燥湿、泻火解毒、退虚热之功，《本草拾遗》："主热疮疱起，虫疮，痢，下血，杀蛀虫。"《日华子本草》："安心除劳，治骨蒸，洗肝，明目，多泪，口干，心热，杀疳虫，治蛔心痛，疥癣，蜜炙治鼻洪，肠风，泻血。"乌梅性味酸涩平，由蔷薇科植物梅的干燥近成熟果实加工而成，乌梅药用历史悠久，始载于《神农本草经》，《本草求真》云："乌梅酸湿而温……入肺则收，入肠则湿，入筋与骨则软，入虫则伏，入于死肌、恶肉、恶痣则除，刺入肉中则拔……痈毒可敷。"银花藤味甘、性寒，能够清热解毒通络，《本草纲目》云："治一切风湿气及诸肿毒，痈疽疥癣，杨梅恶疮，散热解毒。"藤类缠绕蔓延，犹如网络，纵横交错，无所不至，其形如络脉，对于邪气入络者，可以藤类药物通络散结，钟老正是取其通络散结之功，乃取类比象之意。银屑病皮损使患者身心受到影响，患者情志易怒，故加入野菊花清泻肝火，野菊花苦、辛、微寒，擅清热解毒、泻肝火，《本草求真》："野菊花之散火气，痈毒疗肿。"银屑病与季节相关，病情有冬重夏轻之势，钟老认为夏季天气炎热，腠理开，玄府畅，汗外泄，故病可解也。银花性凉，质清，乃轻清上扬之品，具疏风散邪之功，能够引诸药到达患处，给邪以出路，同促进药物更好地透皮吸收。

【现代研究】现代药理研究发现，中药大黄的主要有效成分是大黄素，具有抗菌抗炎、保肝利胆、改善肾功能及双向免疫调节等作用，大黄对多种革兰阳性菌和革兰阴性菌均有抑制作用，其中最敏感的为葡萄球菌和链球菌，具有消炎清热，增强机体免疫及止血等作用，大黄能升高血浆渗透压、降低血液黏稠度及改善微循环等发挥活血作用，还能降低血浆内毒素溶度，从而抑制巨噬细胞过度活化，发挥免疫调节作用。甘草中的有效成分包括多糖类、黄酮类、三萜类等，具有修复溃疡面、抗病原微生物、抗炎、抗氧化、多途径调节免疫、增强机体抵抗力、镇静镇痛等作用，在皮肤科的应用上，大黄和甘草均可抗炎抑菌，甘草具有类似肾上腺皮质激素样作用且无剂量依赖性，也可调节免疫和增强机体抵抗力。黄柏主含黄柏碱、木兰花碱等多种生物碱，并含药根碱及黄柏酮、黄柏内酯等成分。现代药理研究证明，黄柏对多种致病菌、流感病毒、乙肝表面抗原及多种致病性皮肤真菌均有抑制作用，药根碱有正性肌力作用及抗心律失常作用，并可保护血小板、促进皮下渗血吸收、抑制中枢神经系统、免疫抑制、解热、利胆、利尿等作用。苦参主要化学成分包含苦参碱、槐定碱、白金雀花碱等多种生物碱，苦参醇、异苦参酮、苦参素等多种黄酮类化合物，并含苦参苯醌、皂苷、氨基酸、脂肪酸、挥发油、齐墩果烯糖甙等成分，现代药理研究表明，苦参对多种细菌、滴虫均有一定抑制作用，且有抗炎、利尿、抗过敏、免疫抑制、镇痛、镇静、催眠、升白细胞、抗肿瘤、抗溃疡等作用。乌梅水煎剂在体外对多种致病性细菌及皮肤真菌均有抑制作用，对豚鼠的蛋白质过敏性休克及组胺性休克有对抗作用。野菊花含有多种生物活性成分，主要包括黄酮类、有机酸、挥发油类、多糖和多种微量元素等物质，现代文献研究证明，野菊花的主要活性成分具有抗炎、抗菌、调节免疫等多种作用。马齿苋主要含有黄酮类、氨基酸类、糖类、有机酸及其盐、钙、磷、铁、硒、硝酸钾等矿物元素及无机盐，并含大量的去甲基肾上腺素和钾盐，马齿苋煎剂和醇提取物对痢疾杆菌、大肠杆菌、金黄色葡萄球菌等均有抑制作用，尤对痢疾杆菌作用显著。另外，马齿苋还具有利尿、升高血压、降血脂、延缓衰老、润肤美容等作用。银花藤的主要成分包括黄酮类、绿原酸、芳樟醇、棕榈酸、丁香酸、槲皮素、三萜皂苷、挥发油等，具有广泛的抗炎、抗菌、抗病毒、抗氧化以及免疫调节的药理作用。

【主治疾病】寻常型银屑病进行期。

银屑病是一种慢性复发性炎症性皮肤病，属于中医"白疕""干癣"或"松皮癣"范畴。其特征性皮损是丘疹、斑块，表面有厚层银白色鳞屑，刮去鳞屑，有薄膜现象及点状出血（Auspitz 征）。皮疹好发于头皮、背部及四肢伸侧，有明显的季节性，冬季加重，夏季缓解，对患者生活、工作、心理产生巨大影响。

根据临床表现银屑病可分为寻常型、脓疱型、关节病型及红皮病型四种类型。其中寻常型银屑病分为进行期、静止期和退行期。进行期特征为皮疹不断增多、扩大，颜色鲜红，浸润明显，鳞屑厚积，此期间于针刺、外伤或涂搽性质强烈的外用药后，受刺激部位可诱发新的皮损，这种现象称为同形反应。

中药药浴是用药液或含有药液水洗浴全身或局部的一种方法，其形式多种多样，具有疏通经络、活血化瘀、清热解毒、祛风止痒、濡养全身等功效，根据药物组成不同，功效有一定差异。对于银屑病这类皮损顽固、迁延难愈的疾病，外治法更是不可或缺，对于银屑病进行期加用中药药浴可以通过其温热效应促进药物透皮作用，减轻局部皮损以及缓解不适感，及时控制病情发展，提高患者生活质量。同时药浴还有缓解疲劳、舒缓情绪、清洁皮肤的作用。

【典型病例】宋某某，男，60 岁。2017 年 12 月 10 日初诊。主诉：全身反复泛发红斑鳞屑伴瘙痒 30 余年，复发 2 天。患者于 30 余年前无明显诱因头部开始出现红斑，其上可见白色细薄鳞屑，未予重视，后皮损逐渐增多，蔓延至全身，伴明显瘙痒，于当地医院就诊，诊断为"寻常型银屑病"，给予"外用卤米松乳膏""口服阿维 A 胶囊"等治疗后皮损明显消退。此后病情易反复，自行间断外用药膏后，疗效不佳，皮损逐渐加重。2 天前患者因感冒后出现全身包括头皮泛发点滴至钱币大小红斑，上覆薄层鳞屑，颜色鲜红，基底浸润，伴轻度瘙痒，皮温升高，无脓疱，无关节疼痛，纳可，眠差，大小便正常，舌质红，苔黄腻，脉弦。

【专科检查】全身包括头皮泛发点滴至钱币大小红斑，上覆薄层鳞屑，颜色鲜红，基底浸润，皮温升高，蜡滴现象（+），薄膜现象（+），Auspitz 征（+），无脓疱，无关节压痛。

中医诊断：白疕（进行期）。

中医辨证：湿热证。

西医诊断：寻常型银屑病。

治法：清热燥湿，解毒消斑。

内服方药：黄连解毒汤加减，方示如下：

黄连 10g，黄柏 10g，黄芩 10g，栀子 10g，白花蛇舌草 30g，土茯苓 15g，薏苡仁 30g，半枝莲 10g，女贞子 10g，地肤子 15g，白茅根 15g。7 剂，水煎口服，日三次，150ml/次，饭后温服。

外治方药：消银化斑汤泡澡，每次 20 分钟，每周 2~3 次。外擦愈肤膏，每日 2 次。

二诊：中药内服、外洗 7 日后，患者全身红斑颜色变淡，鳞屑减少，瘙痒减轻。查体：全身红斑颜色变为暗红色，鳞屑减少，皮损稍变薄，皮温正常。诊断同前，口服中药上方减半枝莲、土茯苓，加浙贝母 10g，玄参 20g。继续使用银屑病外泡方（进行期）泡澡，每次 20 分钟，每周 2~3 次。外擦愈肤膏，每日 2 次。2 周后，皮损大部分消退。

【体会】钟老认为，银屑病进行期部分患者在发病前有外感及嗜食肥甘厚腻、海鲜或有情志不畅的历史。结合蜀地多湿气候，并结合患者全身及局部辨证，钟老提出银屑病发生与热、湿、瘀有关，其中热聚而成热毒；湿、瘀既是病理产物也是致病因素，湿、瘀不能疏散，蕴久化毒，内生湿毒、瘀毒，郁久也可化生热毒，湿热瘀毒胶着难解，疾病缠绵难愈。其中，热毒是银屑病关键病机，治疗上也应始终围绕"解毒"进行，解毒须贯彻本病治疗始终。由于活血化瘀药物可扩张血管，使毒邪走散，甚至可加重病情；或因活血化瘀耗伤阴血，动血生风，使瘙痒加剧，在进行期钟老强调慎用活血化瘀之品。同时毒邪为患，热毒之邪易耗伤阴液；内服解毒中药多为苦寒之品，也亦损伤阴液，故应注意苦燥伤阴，治疗上需顾护阴液。外治方法可避免伤阴之虑，银屑病进行期外泡方以大黄甘草汤为基础方，并加入黄柏、苦参等清热解毒药物，除大黄兼具活血化瘀外，无其他活血化瘀药物之品，避免动血伤阴之虑，乌梅则可滋阴生津、濡养肌肤，野菊花、银花藤既可泻肝火、畅情志，又可疏风散邪解毒，使腠理开，玄府畅，邪从汗泄，体现了钟老老天人相应的思想，实乃点睛之笔。

十五、银屑病药浴方（静止期）

【方剂来源】银屑病进行期患者湿热毒邪逐渐散去，无新发，无瘙痒，即进入静止期。此期患者病程较长，经久不愈，皮损肥厚，部分融合成片，呈斑块状，色紫暗，其上覆有银白色的鳞屑，部分不易脱落，皮温不高，轻微瘙痒。钟老认为此期患者久病多虚多瘀，湿瘀互结更是胶着难去，治疗上应扶正与祛邪并举，故创消银软坚汤外洗润肤止痒、软坚散结。

【药物组成】酒大黄 15g，地骨皮 15g，甘草 60g，黄芪 30g，黄精 20g，生何首乌 20g，红花 10g，当归 10g，苍术 10g，白芷 10g，桃仁 10g。

【使用方法】以上诸药加水 2 000ml，煮沸后 20 分钟，去渣取药液，将熬好的药液倒入浴缸或木桶内，按照 1∶3 的比例加入适当温水，沐浴全身，水温不宜过高，控制在 35~37℃为宜，每次 20 分钟（老人、儿童 15 分钟为宜），每周 2~3 次。药浴时应用软毛巾，切忌过度搓擦，以防加重皮损。药浴时室内温度不宜过低，注意保暖。

【功效】养血润肤，软坚散结。

【方义分析】本方由大黄、甘草组成的大黄甘草汤为君药，改生大黄为酒大黄可以增强活血化瘀、软坚散结之疗效。桃仁、红花、当归补血活血散瘀，静止期患者多有脱屑之症，一派燥象，治疗需要关注津液亏损情况，而生何首乌、黄精可补益肝肾、养阴润肤，改善皮损鳞屑层起的症状；皮损肥厚，故加入白芷芳香透皮，既可防瘀滞勾结热毒难以拆解，又可辅以清透之力通玄泄邪以出。苍术气味芳香猛烈，辛温发散苦燥，发汗宽中，健脾除湿，促进表皮正常角化，朱震亨谓其"治湿，上、中、下皆有用，又能总解诸郁"。黄芪，性甘、微温，归脾、肺经，益气托毒，配伍当归，寓有当归补血汤之意，与生何首乌、黄精等养血活血之品合用，养阴润肤。诸药结合，促营血恢复而周流无阻，消退瘀滞斑块，滋养皮肤，实现凉血退斑、养血润肤、活血化瘀功效。

【现代研究】现代药理研究表明，大黄化学成分复杂，主要有效成分为蒽醌衍生物，包括大黄素甲醚、大黄素及鞣质类物质等，具有调节免疫的药理作用；大黄酸、大黄素具有抑菌作用；大黄素可以通过降低炎性因子并控制其分泌量而达到抗炎作用。地骨皮的主要成分包括生物碱、黄酮类、苷类、蒽醌类、有机酸、多肽类、甾醇、香豆素和挥发油等，主要活性成分有地骨皮甲素等，具有抗菌、抗炎、抗氧化、免疫调节、解热镇痛、抑制肿瘤细胞生长和迁移、促进细胞凋亡等作用。黄芪的化学成分包括多糖类、皂苷类、黄酮类、蔗糖、黏液质、苦味素、氨基酸、微量元素等，其中多糖类、皂苷类、黄酮类是黄芪的主要有效成分，可抑制炎症、清除自由基、抑制血管内皮单层通透性，具有抗病毒、保护心脑血管、提高免疫力、抗肿瘤等功效。黄精主要活性成分有多糖、多酚、凝集素、黄酮类、生物碱和皂苷类等物质，具有抗氧化、免疫、抗癌、抗炎、抗疲劳等功能活性。桃仁的主要化学成分是脂类、糖类、苦杏仁酶、氨基酸等，临床研究表明，桃仁能降低血管阻力、促进血液循环、防止血栓形成、护肝等作用，此外桃仁有丰富的脂肪油，其中甘油三油酸酯有抗血小板聚集的作用。红花中所含的红花黄色素可有效抑制血小板激活因子和受体的结合，抗血小板聚集，延长凝血酶原和凝血时间，提高血浆纤溶酶原活性，达到抗凝、溶栓之效；维持内膜稳定；同时具有镇静、止痛、抗炎之效。白芷含有挥发油类、香豆素类、多糖、黄酮类、生物碱类、氨基酸等化学成分，具有解热抗炎、抑制病原微生物、抑制酪氨酸酶的活性、抗氧化等药理作用。甘草有效成分主要有甘草总黄酮、甘草酸、甘草次酸、三萜类、甘草苷、甘草多糖、香豆素、氨基酸、无机元素、有机酸等，具有抗炎、杀菌、抗病毒、抗氧化、调节免疫、抗肿瘤等药理作用。生何首乌主要由二苯乙烯类、蒽醌类、卵磷脂、黄酮类、鞣质类、微量元素等化学物质组成，具有抗感染、抗疲劳、抗衰老、增强免疫力、神经保护、肝脏保护、降血脂、抗动脉粥样硬化等作用。当归中含有挥发油、多糖、有机酸、氨基酸、黄酮类等化学成分，能起到抗炎、抗氧化、补血活血及调节免疫等作用。苍术药效活性成分较多，目前主要发现以下几种：烯炔类成分（如苍术素）、倍半萜类成分（如β-桉叶醇、茅术醇、白术内酯）以及糖类、甾醇类等，具有免疫调节、抗菌抗炎、抗肿瘤、抗氧化以及神经保护等作用。

【主治疾病】寻常型银屑病静止期。

寻常型银屑病为临床上最常见的一型。皮疹初起为粟粒至绿豆大小的红色丘疹或斑丘疹，以后扩大融合，表面有厚层银白色鳞屑，刮去鳞屑，可见淡红色发亮的薄膜，称薄膜现象。再轻刮去薄膜，出现露珠状小出血点，称点状出血（auspitzsign），均为本病特征，具有诊断价值。在疾病的发展过程中，皮疹可表现为多种形式，可呈绿豆至黄豆大小的红色丘疹散布于全身皮肤，称点滴状银屑病，常见于儿童，尤多见于扁桃体炎后诱发的银屑病患儿；皮疹也可呈钱币状、地图状、环状、回状、带状；位于头皮颜面部可呈脂溢性皮炎样；少数皮损有糜烂渗液呈湿疹样、蛎壳状、疣状。全身各处均可发生皮疹，但好发于头皮、躯干四肢伸侧、腹部及骶尾部，少数病例损害可长期限于某一局部，如头皮、小腿伸侧及外阴，此时需要与脂溢性皮炎、石棉状糠疹、慢性湿疹等鉴别。自觉症状有程度不等的瘙痒，一般无全身症状。银屑病的病程经过缓慢，迁延不愈，反复发作，冬季加重，夏季减轻或消失，少数人则在夏季加重，冬季减轻。寻常型银屑病按病程分为 3 期，静止期特征为病情保持相对稳定，基本无新皮疹出现，但旧皮疹也不见消退。此期多因疾病反复发作，皮损肥厚，最为难消，中药药浴可以通过其温热效应促进药物透皮吸收，直达病所，达到清热祛湿、养血润肤、软坚散结的功效，有效缩短病程。

【典型病例】罗某，男，35 岁。2019 年 1 月 8 日初诊。主诉：全身反复泛发红斑鳞屑伴瘙痒 10 余年，加重 1 月。患者 10 余年前无明显诱因四肢开始出现红斑、丘疹，于当地社区医院就诊，诊断为"湿疹"，曾使用激素系统治疗（具体不详），自诉用药后皮损消退明显，但病情易反复，后疗效逐渐变差，皮损逐渐蔓延至全身，遂于成都市某医院就诊，行皮肤活检后确诊为"银屑病"，使用药物（具体不详）治疗后皮损有所好转，1 月前患者皮损加重，来我院就诊，症见：全身可见红斑，部分融合成斑块状，上覆厚层银白色鳞屑，皮肤干燥，束状发，蜡滴现象（+），薄膜现象（+），Auspitz 征（+），颜色暗红，皮温正常，伴轻度瘙痒，无脓疱，无关节疼痛，口干咽干，纳眠可，大小便正常，舌质淡红，苔少，脉沉细。

专科检查：全身可见红斑，部分融合成斑块状，上覆厚层银白色鳞屑，皮肤干燥，束状发，蜡滴现象（+），薄膜现象（+），Auspitz 征（+），颜色暗红，皮温正常，无脓疱，无关节压痛。

中医诊断：白疕（静止期）。

中医辨证：血虚风燥症。

西医诊断：寻常型银屑病。

治法：养血润肤，软坚散结。

内服方药：当归饮子加减。

生地黄30g，当归10g，白芍20g，黄芪20g，丹参20g，白花蛇舌草30g，土茯苓15g，玄参20g，浙贝母15g，麻黄10g。14剂，水煎口服，日三次，200ml/次，饭后温服。

外治方药：消银软坚汤泡澡，每次20分钟，每周2~3次。外擦愈肤膏，每日2次。嘱患者忌食辛辣、鱼腥发物、牛羊肉等，饮食宜清淡，多吃蔬菜、水果。加强保湿，忌用刺激性强的外用药物，以防皮损扩大，病情加重。

二诊：中药内服、外洗14日后，患者无新发皮损，无瘙痒，皮损变薄，鳞屑明显减少。诊断同前，口服中药上方加牡蛎15g。继续使用消银软坚汤泡澡，每次20分钟，每周2~3次，泡澡后加用走罐疗法，每次10分钟，以斑块状皮损微微发红汗出为度。外擦愈肤膏，每日2次。半月后，皮损稳定无新发，无瘙痒，基本变平，部分仅遗留色素沉着。

【体会】银屑病的难点在于易复发，病程较长，患者往往需要长时间坚持用药才能保证病情稳定。中医主攻方向为当患者处于银屑病静止期及退行期时给予间断、规律治疗，使得疾病不进一步进展。钟老认为银屑病发病由毒邪引起，强调病初为阳、为实，宜大量选用清热解毒之品；病情反复，日久为虚、为燥，反反复复，缠绵难愈，多由余毒未净，星星之火而成燎原所致，故选用白花蛇舌草、土茯苓，除解毒力量较强外，并具有散结之功；另毒邪可从二便与汗中排泄，可根据兼夹症状，或利小便，或通大便，或发汗以祛邪，银屑病患者玄府郁闭，利用麻黄发汗使玄府开通，达到祛邪目的；黄芪可益气托毒，与当归配合寓意当归补血汤，有益气养血活血之功；酌情选用活血化瘀之品，因活血化瘀药可扩张血管，使毒邪走散，有时可加重病情；或因活血化瘀耗伤阴血，动血生风，使瘙痒加剧；久病多虚多瘀，丹参性凉，作用较为平和，既能活血化瘀，又兼有免疫调节作用；银屑病多为毒邪为患，热毒之邪易耗伤阴液，血虚生风生燥，使肌肤失于濡养，治疗中应顾护阴液，生地黄、当归、白芍滋阴养血以濡润肌肤、润燥止痒。痰瘀互结，皮损肥厚，以玄参、浙贝母软坚散结。

　　银屑病反复发作，病程长，皮损极其顽固，单以中药内服难奏其效，需要内外治相结合，钟老善用中药药浴，其经验方消银软坚汤可以疏通经络、活血化瘀、养血润肤、调理脏腑，直达病所，促进皮损消退，内服外治，全面兼顾。配合走罐疗法，增强活血化瘀、疏通经络之功。在此阶段，钟老尤其重视患者皮肤屏障功能修复，加强保湿干预，减少病情复发，提高病人生活质量。

十六、瘙痒症药浴方

　　【方剂来源】瘙痒症药浴方来自于《治验百病良方》及《中国当代名医验方大全》改编的经验方，在六味止痒汤、止痒散以及祛风止痒汤等的启发下得到此方，将其外用擦洗，更好地起到了凉血、祛风、止痒等功效，可广泛应用于全身皮肤瘙痒症。

　　【药物组成】蛇床子 30g，地肤子 30g，苦参 30g，益母草 30g，黄柏 15g，牡丹皮 15g，白鲜皮 10g，防风 15g，荆芥 10g，甘草 10g。

　　【使用方法】将所有药物研磨成细末，熬煮一次，倾入盆内，加入适量水混合稀释后洗澡，有条件者，可进行泡澡，时间 15~20 分钟（冠心病、高血压、低血压、肿瘤、血友病、糖尿病、感冒等患者不宜泡澡，醉酒、饱餐、空腹、孕妇、过于疲劳等人群不宜泡澡）。

　　【功效】清热利湿，祛风凉血止痒。

　　【方义分析】苦参大苦大寒纯阴，清燥降利下行，药力较强，主入心、肝、胃经，兼入大肠与膀胱经；此药既清热燥湿，使湿热从内而解；又利尿，导湿热火毒从小便而出；还祛风杀虫而止痒；其功似黄连而力较弱，尤善清心火、除中下焦湿热；凡湿热、风、虫所致疮疹痒痛皆宜，湿热痒痛、阴痒带下兼风、虫者尤佳。黄柏药性苦、寒，归肾、膀胱经。黄柏苦泄寒清，燥而沉降，入肾、膀胱经，其既清泄实热（火）而解热毒，又燥湿、除湿毒而解湿热度，还清肾火（相火）而退虚热，为治湿热火毒之要药，较广泛用于湿热火毒之病症，与黄连相比，清热燥湿力较弱，作用偏于肾及下焦膀胱，最善清相火，退虚热，除下焦湿热，集清实火、湿热、退虚热于一体，凡实热火毒、湿热、虚热用之皆宜。白鲜皮药性苦、寒，归脾、胃、膀胱经，本品善清热解毒、燥湿、利湿、祛风而退黄、止痒、蠲痹，为"诸黄风痹之要药"，凡热、湿、风三邪合致病证皆可酌投，治湿热疮疹、疥癣、湿热黄疸及风湿热痹常用。三药合用，既能清热利湿，又能祛风止痒。

蛇床子药味辛、苦，药性温，有小毒，归肾经，辛散苦燥温补，主以祛邪，兼以扶正，善燥湿祛风、杀虫止痒，治阴部湿痒、湿疹、湿疮、疥癣等皮肤相关疾病。地肤子药性辛、苦、寒，归肾、膀胱经，具有清热利湿，祛风止痒的功效，用于小便涩痛，阴痒带下，风疹，湿疹，皮肤瘙痒等，性味辛、甘，微温，归膀胱、肝、脾经；防风辛微温发散，甘缓不峻，生用、炒炭性能有别，是治风通用药，散外风、息内风皆宜，治风寒、风热及表证夹湿皆可，风、寒、湿三邪客体用之最宜。荆芥性味辛，微温，归肺、肝经，既善散肌表与血分风邪而解表、透疹、止痒、疗疮，又兼散息内风而止痉，力平和，散风发表通用，风寒、风热皆宜。四药合奏祛风止痒之效。

牡丹皮药性苦、辛，微寒，归心、肝、肾经，此药集清血热、退虚热、散瘀血于一体，凡血热、血瘀、虚热，无论单发或并发皆可酌投，尤宜血热有瘀或血瘀有热或虚热夹瘀或无汗骨蒸者。益母草药性苦、辛，微寒，归肝、心包、膀胱经，其既活血化瘀，治瘀血诸病，尤善治瘀血经产诸病，为妇科调经良药，又利尿消肿、清热解毒，治水瘀互阻之水肿及热毒瘀结之疮疹，血热有瘀、水肿或疮肿兼瘀者皆宜。两药合用可凉血化瘀。

甘草药性甘、平，归心、肺、脾、胃经，其可解毒，并缓和药性，调和诸药。

诸药合用，共奏清热利湿，祛风凉血止痒之功。

【现代研究】现代药理学研究显示，蛇床子、苦参可杀虫抗菌，地肤子、黄柏可抗菌，荆芥可抗菌抗炎等，防风能够解热镇痛、抑菌抗炎等，白鲜皮有抗病原微生物、抗炎等药理作用，牡丹皮能够抗炎镇痛等，益母草能够改善心肌缺血、抗菌等，甘草具有抗炎、抗菌、免疫调节等作用。综合来看，推测此方能够解热、抑菌抗炎等。

从单味药来看，此方中的苦参、蛇床子、地肤子、黄柏、甘草的抗菌抗炎作用相对较强。

苦参含有苦参碱、氧化苦参碱、异苦参碱、槐果碱、异槐果碱、氧化槐果碱、槐胺碱等多种生物碱；此外，还含有苦参醇、新苦参醇、苦参酮、异苦参酮等黄酮类化合物，其药理作用有如下几个：①抗肿瘤。研究显示，苦参中的苦参碱成分具有抗癌活性，对于癌细胞具有不同程度的抑制作用；②抗过敏。除了抗肿瘤作用外，苦参碱还可降低机体过敏介质的释放，进而起到免疫抑制的作用，因而具有抗过敏的作用；③抗菌。药理研究显示，苦参中的其他生物碱对于细菌的呼吸和核酸代谢有抑制作用，此外，对于痢疾杆菌、变形杆菌以及金黄色葡萄球菌等均有一定的抑制作用；④驱虫。苦参的驱虫作用同样得益于其中的生物碱成分，其可以对于寄生虫的神经系统起到麻痹作用，最终使虫体失去附着力和活力，随代谢废物排出体外，从而达到驱虫的作用。

现代药理学研究发现，蛇床子具有抗心律失常、降压作用；有平喘、祛痰、扩张支气管作用；对耐药性金黄色葡萄球菌、绿脓杆菌及皮肤癣菌、滴虫有抑制作；具有增强免疫功能、抗变态反应作用；有镇痛、局麻、改善脑功能、促进记忆作用；此外，蛇床子还有抗骨质疏松、抗炎、抗诱变、性激素样等作用。

地肤子的现代药理作用：地肤子的水浸剂对许兰氏黄癣菌、奥杜盎氏小芽孢癣菌、铁锈色小芽孢癣菌等多种皮肤真菌，均有不同程度的抑制作用。地肤子的水提取物有抑制单核巨噬细胞的吞噬功能及迟发型超敏反应（DTH）的作用。

黄柏的主要成分有生物碱、黄酮类、甾醇类、微量元素及挥发油类等。有实验表明，其水煎剂或醇浸剂在体外对金黄色葡萄球菌、白色葡萄球菌、溶血性链球菌、肺炎双球菌、炭疽杆菌、霍乱弧菌、白喉杆菌、枯草杆菌、大肠杆菌、绿脓杆菌、伤寒杆菌、副伤寒杆菌、脑膜炎双球菌等，均有不同程度的抑制作用。实验还表明，黄柏对福氏痢疾杆菌、志贺氏痢疾杆菌有较强的抑制作用。另外，黄柏煎剂、水浸剂于体外对多种致病性皮肤真菌、阴道滴虫等均有不同程度的抑制作用。除此之外，黄柏还有抗病原微生物、抗心律失常、抗消化道溃疡、抑制细胞免疫、利尿、健胃等作用。

甘草应用广泛，药用价值极高，被称为"国老"。现代研究发现，甘草具有抗炎、抗菌、解毒等作用。①抗炎和抗变态反应。抗炎有效成分是甘草甜素和甘草次酸。抗炎效价约为氢化可的松的1/10。抗炎机制：降低细胞对前列腺素和非特异性巨噬细胞移动抑制因子等活性因子的反应性；黄酮类成分明显抑制白细胞和花生四烯酸代谢物的生成，抑制白细胞释放溶酶，提高环磷酸腺苷（AMP），阻止组胺释放，抑制脱颗粒反应。甘草甜素对抗过敏活性物质，提取物 Lx 对小鼠过敏性休克有保护作用。甘草抗过敏与其抑制 PGE2 生成，阻止过敏物质释放及抑制抗体生成等有关。②抗菌作用。甘草可明显抑制革兰阳性球菌、一些真菌等的生长。③解毒。甘草甜素在体内水解产生葡萄糖醛酸，与含羟基、羧基的毒物结合，皮质激素样抗应激，提高抗体对毒物的耐受力，提高肝细胞色素 P450 的含量，诱导肝药酶，增加有毒物代谢。④除上述作用外，甘草还具有肾上腺皮质激素样作用、抗消化性溃疡、解痉、保肝、镇咳祛痰等作用。

【主治疾病】

1. 瘙痒症

瘙痒症是指仅有皮肤瘙痒，而无原发性皮损的一种常见皮肤病。患者可出现烧灼感或蚂蚁在皮肤上爬行的感觉。由于瘙痒，患者会反复抓挠，皮肤可发红、粗糙、隆起，严重者可流血甚至继发感染。瘙痒症是临床常见的皮肤科疾病，女性多于男性，黄种人多于白种人，其发病率随年龄增加逐渐升高。国外流行病学研究显示，65 岁门诊患者发病率为 12%，85 岁以上患者发病率为 20%。我国尚缺乏相关流行病学数据。

瘙痒症的病因较为复杂，此方在止痒的基础上还能够祛风、凉血、清热利湿，结合现代药理的解热、抗菌抗炎等作用，运用此方外用擦洗，使多种证型的瘙痒均能得到缓解，实为良药。

2. 慢性湿疹、荨麻疹等引起的皮肤瘙痒

在皮肤病里，瘙痒时常是促使人们主动就医的原因之一，瘙痒产生的原因多种多样，但中医证型总是多有重合，我们在用药时，证型也是相当重要，对于所有与湿热证、风湿热重、血热盛等证型相关的瘙痒严重的疾病，均可试行此方。

【典型病例】张某，男，69 岁。2019 年 2 月初诊。主诉：全身皮肤阵发性瘙痒 3 年余。现病史：3 年前无明显诱因出现四肢皮肤瘙痒，进行性加重并渐及全身，夜间尤甚，发作严重时，彻夜难眠。检查：面部皮肤油腻，躯体皮肤干燥，可见抓痕、血痂，部分区域有苔藓样变及色素沉着，无原发皮损、渗液。二便调，舌暗红苔白厚腻，脉滑数。既往史：糖尿病病史 7$^+$ 年，其余无特殊。

专科检查：皮肤干燥，可见抓痕、血痂，部分区域有苔藓样变及色素沉着，无原发皮损、渗液。

中医诊断：风瘙痒。

中医辨证：湿热内蕴证。

西医诊断：皮肤瘙痒症。

治法：清热除湿，解毒止痒。

方药：瘙痒症药浴方外用擦洗。

蛇床子 30g，地肤子 30g，苦参 30g，益母草 30g，黄柏 15g，牡丹皮 15g，白鲜皮 10g，防风 15g，荆芥 10g，甘草 10g。

将所有药物研磨成细末，熬煮一次，倾入盆内，加入适量水混合稀释后洗澡，洗澡频率不可太高，可一周两次，由于患者有糖尿病病史，且年龄偏高，嘱其不宜泡澡。嘱患者平素可外擦黄芪霜、宝宝霜、身体乳等。

治疗 7 天后，瘙痒明显减轻。又经治疗近 3 周后，患者偶有瘙痒基本控制。

【体会】瘙痒症药浴方外用擦洗、泡澡，具有清热利湿、祛风止痒等作用，对多种证型的瘙痒都能应用。皮肤瘙痒症患者不宜频繁洗澡，将药物研磨成药粉，可以更好地保存和携带，使用方便，无须担心药物由于天气等原因损坏。此方疗效尚可，临床可多加使用。

十七、蛇黄软膏

【方剂来源】蛇黄软膏是由成都中医药大学附属医院根据传统中医药理论和临床实践自主研制的临床经验方，主要由蛇床子、黄柏等组成，具有清热解毒、凉血燥湿止痒的功效，临床上主要用于皮肤湿疹、疮疡、瘙痒等，对红斑、瘙痒、表皮剥脱及苔藓样化皮肤均具有较好的改善作用。

【药物组成】 蛇床子 2.50g，生黄柏 2.50g，煅赤石脂 2.50g，南寒水石 1.25g。

【使用方法】 外用，涂于患处。伴有严重糜烂或渗液较多者不宜使用本品。

【功效】 清热解毒，凉血燥湿，生肌止痒。

【方义分析】 方中蛇床子味辛、苦，性温，外用具有燥湿杀虫止痒之功效。《神农本草经》记载其"味苦，平；主湿疹，通痹气，利关节，癫痫，恶疮"，是为君药；黄柏味苦，性寒，具有清热燥湿、解毒疗疮的功效；《本草分经》云："苦、寒、微辛，除湿清热，退火而固肾，治诸疮。"与蛇床子相伍，可清热解毒、燥湿止痒，为臣药；南寒水石味辛咸，性寒，具清热降火、消肿止痛之功，善疗痈疽丹毒、水火烫伤；煅赤石脂味甘、酸、涩，性温，功效收湿止血，生肌敛疮，外用主溃疡久不收口、湿疹滋水浸淫、出血、水火烫伤等；《医宗必读》曰："主生肌长肉，可理痈疮。"上二味，共为佐使。四药合用，配伍严谨，共奏清热解毒，凉血燥湿，生肌止痒之功。

【现代研究】 蛇床子其主要活性成分为蛇床子素、花椒毒酚等。现代研究表明，蛇床子具有较好的抗炎、抗病原微生物、抗过敏止痒作用。①抗炎作用。蛇床子素和花椒毒酚可抑制二甲苯引起的小鼠耳郭肿胀及醋酸引起的小鼠腹腔毛细血管通透性增高，明显抑制小鼠肉芽肿的生成。其中花椒毒酚还可降低炎症部位组织内 PGE 含量，而蛇床子素对其影响则不明显。②抗病原微生物作用。蛇床子煎液在体外可抑制金黄色葡萄球菌、变形杆菌等多种常见致病菌，对浅部真菌感染亦有抑制作用。③抗过敏止痒作用。蛇床子挥发油可通过拮抗组胺和抑制肥大细胞脱颗粒发挥止痒作用。

黄柏：黄柏主要化学成分为小檗碱、黄柏碱、木兰花碱、掌叶防己碱等多种生物碱。具有较好的抗炎、抗病原微生物、抗氧化等作用。①抗炎作用。黄柏的主要有效成分小檗碱、盐酸小檗碱具有显著的抗炎活性，研究证明，小檗碱可抑制 Hs-CRP、TNF-α、IL-8 释放，促进溃疡性结肠炎（UC）患者肠黏膜修复。盐酸小檗碱可降低 UC 大鼠结肠组织 TNF-α、IL-1β 含量，抑制炎症反应，并能使大鼠结肠组织紧密连接蛋白 occludin 蛋白表达升高。②抗病原微生物。作用临床研究表明，本品所含的多种生物碱，对金黄色葡萄球菌、大肠杆菌、痢疾杆菌、伤寒杆菌、结核杆菌、溶血性球菌等均具有一定抑制作用；对白色念珠菌、絮状皮癣菌、犬小孢子菌等皮肤致病性真菌均具有较强的抑制作用。

煅赤石脂：本品为硅酸盐类矿物多水高岭石族多水高岭石，主要含四水硅酸铝以及多种微量元素（如钛、镍、锶、钡）等，具有抗炎、吸附、祛瘀止血的作用。①抗炎、吸附作用。本品外用具有吸附作用，应用于伤口时，有助于保持创面干燥，减少细菌生长，从而抑制炎症，促进溃疡愈合；②止血作用。动物实验表明，煅赤石脂水煎剂能显著缩短出血时间、凝血时间和血浆复钙时间，体内外均能显著抑制 ADP 诱导的血小板聚集，对于 ADP 诱导引起的血小板血栓形成也有显著的对抗作用，且不会对全血黏度产生明显影响。因此，煅赤石脂发挥止血作用的同时亦有抗血小板聚集作用，属祛瘀止血药。

南寒水石：主要成分为碳酸钙，具有抗菌、抗炎作用。①抗菌作用。现代研究表明，南寒水石对金黄色葡萄球菌、表皮葡萄球菌、变形杆菌等常见致病菌具有较强的抗菌力；②抗炎作用。动物实验表明，寒水石水煎剂可明显减轻小鼠炎症部位黏膜增生及角化，并促进炎症细胞浸润好转。

【主治疾病】

1. 寻常型银屑病

银屑病是一种以鳞屑性红斑为主要特征的慢性、复发性、炎症性、系统性疾病，其确切病因和发病机制尚未清楚，目前认为银屑病的发生发展主要与遗传因素与环境因素相互作用，通过免疫介导引起 T 细胞异常活化、浸润和皮肤角质形成细胞过度增殖而发病。根据临床特征，可将银屑病分为寻常型、关节病型、脓疱型以及红皮病型四种类型。其中，寻常型银屑病占所有类型的90%以上，并可随着疾病的发展转化为其他类型的银屑病。寻常型银屑病典型皮损为边界清楚、形态不一的红色斑块，上覆白色鳞屑，可被外力刮除，层层叠叠，如刮蜡滴（蜡滴现象），刮去鳞屑可见淡红色发光半透明薄膜（薄膜现象），刮除薄膜可见点状出血（点状出血现象）。部分患者可伴有不同程度的瘙痒、灼热等症状。

银屑病相当于中医外科学"白疕"之范畴，中医认为，白疕总因血热内蕴，外感风邪，风盛化燥，热盛伤阴，阴虚生风，肌肤失养所致，其病机的关键在于血热毒盛，治疗当以清热解毒凉血为主。

蛇黄软膏由我国知名中医外科学专家文琢之教授经验方——蛇黄散化裁而来，具有清热解毒，凉血燥湿止痒之功效，用于患处，可改善银屑病患者的局部症状，加快银屑病患者皮损的恢复，临床疗效显著，且安全性高，不易发生毒副作用。临床研究显示，蛇黄软膏应用于寻常型银屑病患者，总有效率超过90%，且在研究过程中未发现不良反应。

2. 湿疹

湿疹是一种发生于真皮浅层及表皮的炎症性、变态反应性皮肤病，其病因和发病机制目前尚不明确，可能与内部因素（如感染、内分泌等）和外部因素（食品、环境等）的相互作用以及过敏反应有关，少数可能由迟发性超敏反应介导。临床症状主要表现为红斑、丘疹、鳞屑以及苔藓样变，具有皮损对称分布，多形损害，有渗出倾向，剧烈瘙痒，反复发作，易呈慢性的特点，严重影响患者的生活质量及身心健康。

湿疹属于中医外科学之"湿疮"范畴，根据皮损形态及发病位置、症状的不同，其名称亦有不同：如发于耳部的，称为"旋耳疮"；发于阴囊部的，称为"肾囊风"；发于脐部者，称为"脐疮"；发于肘、膝关节弯曲部者，称为"四弯风"；发于乳头者，称为"乳头风"；以丘疹为主者，称为"血风疮"或"粟疮"；亦有症状较重，遍及全身，浸淫滋水者，称为"浸淫疮"。根据病程进展，又可将湿疮分为急性、亚急性、慢性三类。急性湿疮以丘疹、丘疱疹为主，渗出倾向明显，剧烈瘙痒；慢性湿疮以皮肤增厚粗糙、色素沉着为主，甚则发生苔藓样变，反复发作；症状介于二者之间的称为亚急性湿疮。

中医认为，湿疮的发病多由于先天不足或饮食不节而导致脾失健运、内生湿热，加之外感风邪，内外合邪，风湿热邪相搏，肌肤失养所致。如《医宗金鉴·血风疮》曰："此证由肝、脾二经湿热，外受风邪，袭于皮肤，郁于肺经，致遍身生疮。"治疗当以清热除湿止痒为主。

除以上所述两种疾病外，蛇黄软膏临床上应用于其他多种皮肤病导致的红斑、丘疹、瘙痒等，亦有较好疗效。

【典型病例】肖某，男，72岁，2020年3月8日初诊主诉：四肢暗红色斑丘疹伴瘙痒20⁺年。20⁺年前，患者四肢无明显诱因出现主诉症状，于当地医院诊所治疗，给予外用药膏（具体不详）治疗，效果欠佳，病情反复。现症见：双上肢前臂、双下肢小腿处有暗红色斑丘疹，融合成片，皮损增厚粗糙伴有色素沉着，瘙痒明显，遇热加重，昼轻夜重，偶有渗液，饮食可，夜寐不安，小便黄，大便隔日一行，口干、口苦、口臭，舌淡红，苔白腻，脉弦细。

专科检查：患处皮肤增厚粗糙伴有色素沉着，可见红色、暗红色丘疹、斑丘疹、抓痕、结痂、鳞屑，相互融合，边界不清。

中医诊断：湿疮。

中医辨证：血热风燥证。

西医诊断：慢性湿疹。

治法：清热祛湿，祛风润燥止痒。

内服方药：选方当归饮子加减。

当归10g，生地黄15g，白芍20g，荆芥20g，川芎10g，防风10g，黄芪30g，何首乌20g，黄精20g，龙骨20g，地肤子15g，丝瓜络10g。

10剂，水煎服，每日3次，每次120ml，饭后温服。嘱患者服药期间清淡饮食，忌辛辣油腻，避免搔抓、烫洗皮损部位，规律作息。

外用方药：蛇黄软膏外用。

二诊：内服中药，外用中药软膏10日后，患者皮损瘙痒症状明显缓解，皮肤增厚粗糙改善，鳞屑明显减少，口苦、口干、口臭症状基本消失。再予10剂，外用蛇黄软膏，用法同前。

二诊后随访，患者诉服药后瘙痒基本消失，双手丘疹消退，仅留部分暗红色斑。

【体会】

1. 银屑病、湿疹等慢性皮肤病因其病因及其发病机制尚不明确，目前多以对症治疗为主。此类疾病多伴有剧烈瘙痒、红斑、丘疹、苔藓样变等症状及皮肤改变，且病程较长、迁延难愈，往往严重影响着患者的身心健康以及生活质量。蛇黄软膏具有清热解毒、凉血燥湿、生肌止痒之功效，又可抗菌、抗炎、促进皮肤修复，切中病机，标本兼治，且具有无毒副作用、使用方便的特点，为银屑病、湿疹等慢性皮肤病的临床治疗提供了新的选择。

2. 皮肤病的中医辨证既要重视整体，亦不可忽视局部。湿邪为患，每致皮肤疱疹、渗液、糜烂，缠绵难愈，腐烂瘙痒；火毒致病，多可导致皮肤红斑、丘疹、脓疱等，且具有皮损色红、灼热痒痛的特点。蛇黄软膏功善清热解毒、凉血燥湿、生肌止痒。临床上对于各种皮肤病见丘疹、红斑、瘙痒，局部或整体辨证属血热、湿热的，均可外用蛇黄软膏，不必拘泥于白疕、湿疮二病。方中煅赤石脂具有燥湿收敛、生肌止血的功效，用于上述证型皮肤病见少量渗液、糜烂者，可促进皮损恢复，缩短病程。但应注意，伴有严重糜烂、渗出者，应根据病情选择合适剂型、种类的药物，不宜使用本品。

十八、紫草油

【方剂来源】本方由《刘涓子鬼遗方》中所载"紫草膏"化裁而来，书中记载"治小儿头疮并恶，紫草膏方：紫草三两，黄连一两，女青一两，白芷一两，矾石三两（烧令汗出），苦酒五合，生地榆根一两。上七味纳三味矾石、紫草、黄连为末，入诸药煎，白芷黄，膏成敷疮上。"紫草油一方由上述古方加减化裁而来，在使用过程中得到了进一步的优化并减少了毒性药物的使用，同时对该方的应用基于古籍的范畴又有所拓展。尤其在治疗银屑病、尿布皮炎、Ⅰ、Ⅱ度烧烫伤方面取得了较好的疗效。

【药物组成】紫草，生黄柏，黄连，生地榆，白芷，生甘草。

【制作、使用方法】上药留出部分白芷及全部紫草备用，剩余全部药物置于适量菜籽油中浸泡24小时。加热菜籽油及浸泡的药物至适当温度后加入剩余白芷，炸至白芷焦黄并保持该温度继续熬制20分钟左右关火，待温度稍冷加入全部紫草继续浸泡。待麻油冷却后用三层纱布滤过装出即可。

本品使用前应小范围少量涂抹，若未出现明显过敏反应即可清洁消毒创面，将紫草油均匀涂布于创面上，每天2次，或用紫草油制成的油纱布敷于创面上。

【功效】清热凉血，润肤生肌

【方义分析】紫草，味甘，性寒。甘可补虚、缓急止痛，性寒可清热解毒，紫草归心、肝经，能入于血分，既能清热解毒，又可清热凉血，同时紫草微有畅旺血行之效、功能透疹生肌，有此一味药则血热可去、斑疹可消，故为君药。黄柏、黄连与地榆皆为苦寒之品，与紫草合用可加强清热凉血解毒之效，地榆外用尚可敛疮止血。上四味药合用，则血分之热邪自除，疮疡之肿痛亦解。白芷其性温，功可解表散寒，其外用透邪外出之效显著，又兼可疏通血脉，消肿排脓，与紫草相配更可达畅旺血行、解表透疹之效。

生甘草，又称"国老"，其能调和药性，缓和诸药，还可清热解毒，现代研究表明其对金黄色葡萄球菌有抑菌作用。诸药合用，苦寒使热毒解，则肿痛自除，辛温使邪毒散，血行畅则斑疹得以消散，腠理得濡养，如此则诸症可除。

【现代研究】紫草：紫草的主要成分为紫草素、紫草多糖以及萘醌类化合物，具有抗炎、抗菌、免疫调节等作用。①抗炎作用。药理研究表明，紫草素可通过抑制 Th1 细胞的表达发挥抗炎的作用，并可促进炎性细胞浸润，新生血管细胞增加，成纤维细胞及胶原含量增加，从而促进大鼠肉芽组织增生；②抗菌作用。现代研究证实，紫草素对于一些病原微生物如金黄色葡萄球菌、白色葡萄球菌、大肠杆菌、伤寒杆菌等有抑制作用；③免疫调节作用。紫草的主要有效成分紫草多糖可以增强腹腔巨噬细胞的吞噬功能，，促进脾脏中 T 淋巴细胞数量和 T 淋巴细胞功能，从而实现对机体免疫功能的调节。

黄连：据现代药理学研究，黄连主要含有小檗碱、黄连碱、木兰花碱等有效成分，具有抗病原微生物、抗炎、镇痛作用。①抗病原微生物作用。黄连的主要成分小檗碱具有广谱抗菌作用，其在体外对金黄色葡萄球菌、大肠杆菌、溶血性链球菌等具有较强的抑制作用。②抗炎作用。现代药理研究证实，小檗碱可抑制炎症因子的生成和炎症因子的活性，从而发挥较好的抗炎作用。例如，小檗碱可通过抑制机体分泌促炎性因子 TNF-α、IL-23，以达到抑制肠炎发生的目的。③镇痛作用。动物实验表明，皮下注射小檗碱可有效抑制醋酸引起的小鼠扭体反应。

白芷：现代药理研究表明，白芷中的化学成分主要有挥发油、香豆素、多糖、氨基酸与微量元素等，具有抗病原微生物、镇痛、抗炎、抗氧化等作用。①抗病原微生物作用。白芷水煎剂可抑制绿脓杆菌、大肠杆菌、金黄色葡萄糖球菌及伤寒杆菌等病原微生物；现代研究表明，白芷提取物对痤疮杆菌具有抑制作用，可在一定程度上抑制痤疮的生成。②镇痛作用。动物研究表明，给小鼠灌胃白芷乙醇提取物，可提高小鼠疼痛感受时间；③抗炎作用。有动物研究表明，白芷提取物对二甲苯导致的小鼠耳部炎症具有较好的抑制作用；且白芷活性成分欧前胡素具有较好的改善痛风性关节炎的作用。④抗氧化作用。黄培池研究发现，白芷挥发油对羟自由基的 IC50 为 0.882mg/ml，对 DDPH 自由基的 IC（50）为 0.722mg/ml，说明白芷挥发油具有较好的抗氧化作用。

黄柏：黄柏主要化学成分为小檗碱、黄柏碱、木兰花碱、掌叶防己碱等多种生物碱，具有较好的抗菌、抗病原微生物、抗氧化等作用。②抗炎作用。黄柏抗炎作用显著，以类柠檬碱或小檗碱为主的生物碱成分抗炎效果最佳。研究证明，小檗碱可抑制 Hs-CRP、TNF-α、IL-8 释放，促进溃疡性结肠炎（UC）患者肠黏膜修复。②抗微生物作用。研究表明，黄柏中所含的多种生物碱成分，对于金黄色葡萄球菌、大肠杆菌、痢疾杆菌等细菌，以及部分真菌具有抑制作用。

地榆：地榆主要化学成分为地榆皂苷、地榆总皂苷、鞣花酸等，具有抗炎、止血、抗氧化、抗过敏、抗病原微生物等作用。①抗炎作用。现代研究表明，地榆主要抑制 PGE2、NO、TNF-α、IL-1β、IL-6 等炎症介质的产生，来达成抗炎作用；②止血作用。地榆的止血作用主要与其鞣质类有效成分有关。动物实验表明，地榆水煎液能使家兔血液中红细胞百分比含量增高，导致全血黏度升高，血流速度变缓而利于血小板凝血功能的发挥，从而起到凝血止血的作用。

甘草：甘草主要含有黄酮类成分、皂苷类化合物、多糖类化合物、挥发油等，具有抗炎、抗病原微生物、抗氧化、抗肿瘤等作用。②抗炎作用。临床研究显示，甘草酸能够通过抑制脂加氧酶和磷脂酶 A2 的活性，达到降低 PGs 合成释放的目的，从而有效地起到抗炎的效用。②抗病原微生物。甘草次酸具有显著的抗菌作用，对多种常见致病菌具有抑制作用。

【主治疾病】

1. 银屑病

银屑病是遗传因素与环境因素共同作用的免疫介导的慢性、炎症性、系统性疾病，本病常反复发作、迁延难愈。其典型皮损为局限或广泛分布的鳞屑性红斑或斑块，还可表现为头皮覆盖较厚鳞屑、头发呈束状、发生于摩擦较多的褶皱部位时还可伴有不同程度的糜烂、渗出，甚至可累及全身关节，出现关节的肿胀、疼痛和活动受限等。本病还可增加代谢综合征和动脉粥样硬化性心血管疾病的患病风险，极大地降低了患者的生活质量，影响身心健康。

银屑病属中医"白疕"范畴，其病机多属机体血热偏盛，又过食辛辣之品或外邪郁于肌肤腠理之间化热，内外合邪，蕴于血分，血热生风而发。又或营血亏虚生风化燥，肌肤失养而发。

紫草油外用可有效抑制银屑病患者角质形成细胞的增殖和凋亡，且具有抗炎和抗真菌等作用。相较于传统西医治疗方案，紫草油作为纯中药制剂外用安全无刺激，有效控制症状，改善生活质量的同时副作用小。由于银屑病具有反复性，往往需要长时间用药控制症状，因此长期使用紫草油患者接受度更高。

2. 尿布皮炎

尿布皮炎，别称红臀、尿布红斑、尿布疹、尿布湿疹，古代文献称之为"湮尻疮""猴子疳"。本病好发人群为10个月以内的婴儿，是婴幼儿常见病多发病之一，同时也有少部分长时间卧床的成人患者发病，长期消化不良、腹泻者更易患本病。其主要临床表现为：尿布覆盖部位的皮肤出现潮红、红斑伴有丘疹甚者融合成片，伴见水肿、水疱、糜烂、溃疡，同时本病极易继发细菌、真菌感染，甚至引起败血症。

现代医学认为，本病的病因在于皮肤屏障功能被削弱后又长期受尿液、粪便中的刺激物刺激以及摩擦而导致被尿布包裹等处皮肤发生刺激性接触性皮炎。针对其治疗则主要采用局部外用皮肤保护、修护制剂，如氧化锌制剂、康复新液等，同时结合抗生素及糖皮质类固醇激素的使用。

中医认为，本病主要发病原因是胎火湿热或后天饮食不节、脾胃运化失职，致湿热内蕴，外感风、湿、热邪，内外两邪相搏，充于腠理，发于肌肤；或外受辛热之毒、接触特殊物质而致。

目前，就紫草油治疗尿布皮炎的相关文献研究日益增加。多数研究者将紫草油外用以治疗0.5~1岁的婴幼儿尿布皮炎患者并认为紫草油外用治疗尿布皮炎可有效提高有效率、治愈率，缩短治疗时间，且较少出现明显的不良反应。但在使用中应当注意：虽然紫草油针对轻、中、重度的尿布皮炎均可使用，但若患儿对药物主要成分出现明显的不良反应需要立即停药,在使用同时也需要辅以相应的基础护理。同时若患儿伴有严重的细菌感染则应酌情选用相应的抗生素制剂。

3. Ⅰ、Ⅱ度烧烫伤

烧伤在临床上较为常见,及时有效地缓解患者的痛苦,并尽可能减少后遗症的发生是治疗过程中不可忽视的重要课题。目前烧烫伤的治疗方案以抗菌药物等化学药物居多,其主要作用是消炎、抗菌、镇痛,但存在有一定不良反应、对烧伤的创面促进肌肤组织的再生能力差、治疗烧伤后的消水肿效果不理想等不足之处。

研究表明,Ⅰ、Ⅱ度烧烫伤患者外用紫草油可明显提升治疗效果。紫草油可通过减轻局部水肿,以减少其对创面微循环的压迫从而改善局部血流情况,并可减轻对创面和血管内皮细胞的损害,使致炎因子和一氧化氮释放减少,比例更趋于协调,从而有利于创面微循环恢复。以大鼠为实验对象的动物实验证实,与对照组相比,紫草油治疗组的烧烫伤面无感染,愈合面光滑平整,其愈合时间较短,脱痂时间更短。

紫草油具有修复和消炎活性,可参与组织的修复、加快组织的再生和愈合速度,尤其是针对处于修复期及康复期的此类患者,外用紫草油具有可减少色素沉着、抑制瘢痕形成等优点。

【典型病例】患者蒋某,女,3岁,2020年3月10日初诊。主诉:外阴及肛周皮肤潮红、斑丘疹伴灼热2天。患者4⁺天前因腹泻后出现外阴及肛周皮肤大面积潮红、斑丘疹、灼热,自行调整饮食、口服相关药物后,腹部症状缓解,肛周及外阴仍有斑丘疹,潮红、灼热明显。

专科检查:肛周皮肤可见较密集斑丘疹向外阴部蔓延,潮红,触之灼热,有渗出倾向。

中医诊断:猴子疳。

中医辨证:湿热证。

西医诊断:尿布皮炎。

治法:清热利湿,祛风止痒。

外治方药:便后患处皮肤局部用黄柏溶液兑温水清洗后,沾干水分,用棉签蘸紫草油，外搽患处，3～4次/天。嘱患者家属保持患儿肛门周围皮肤干燥清洁，防止其搔抓。治疗2天后，患儿肛周斑丘疹部分消退，局部皮肤潮红较前颜色变淡，触之皮温略高于正常皮肤，效不更法，继续同前。治疗4天后，肛周斑丘疹、潮红消退，触之无明显灼热，告愈。

【按语】本病系小儿脏腑娇嫩，肌肤薄弱，内有脾胃蕴热、外受湿热毒之邪，两热相合，郁于外阴及肛周肌肤腠理之间，故见患处皮肤潮红灼热有渗出倾向。因此当以清热解毒、燥湿收敛为主要治法。紫草油中的紫草、地榆可清热解毒、凉血消肿，辅以黄柏、黄连以清热解毒、燥湿收敛；白芷祛风燥湿，又可透邪外出；麻油生肌止痛、消除肿胀，既可起到局部润滑作用，又可增强全方药物吸收之力。以上药物共奏清热解毒、燥湿收敛之效。同时便后用黄柏溶液清洗再外擦紫草油，前者具有消炎杀菌、燥湿收敛的作用，后者涂抹后则会在局部形成一层保护膜，以进一步保护创面防止细菌污染，还可减少创面渗出。相较于西医治疗方案，紫草油作为纯中药制剂、其药性温和、外用刺激性较小，同时多有文献研究表明，其外用治疗尿布皮炎疗效确切，无明显副作用且不易产生依赖性，对患儿家属来说有更高的接受度。

十九、愈肤膏

【方剂来源】成都中医药大学附属医院院内制剂紫草油，临床疗效确切，患者接受度高且深受好评。其清热消肿、润肤生肌之效明显，且不良反应发生率较低。为进一步扩大其适应范围，遂在紫草油原方基础上作加减，并加入赋形剂凡士林及甘油，制成愈肤膏。由于剂型的调整，本方相较于紫草油更增强了润肤生肌之效，因此在治疗慢性湿疹、慢性单纯性苔藓等以皮肤苔藓样变为特征的慢性炎症性皮肤病方面疗效更为显著。

【药物组成】紫草1.25g，生黄柏2.5g，生地榆1.25g，当归1.25g，生甘草1.25g，蜂蜡。

【使用方法】以0.9%生理盐水清洁患处并擦干后，根据皮损范围以棉签蘸取适量本品均匀涂抹于患处，每日1～2次。

【功效】消肿止痛，润肤生肌。

【方义分析】本方以紫草为君，其味甘，性寒，既能凉血活血，又善解毒透疹，为治热毒血滞之斑疹、麻疹的要药。此处外用取其凉血解毒、活血消痛之功。与苦寒之生黄柏、生地榆同用以清解疮毒，紫草得上二味药相助则热毒消而肿痛自除。当归味甘，性辛温，功可补血、活血、止痛，此药与紫草合用可助益紫草活血之效，使肌肤、腠理之气血津液得以畅行，如此则使淤滞除，肌肤腠理亦可得濡养，从而润肤生肌。生甘草在调和诸药的同时，兼有清热解毒之功，以增强清热解毒之效。同时蜂蜡不仅作为赋形剂还可解毒、敛疮、生肌、止痛。诸药合用，配伍得当，相辅相成，共奏消肿止痛、润肤生肌之功。

【现代研究】紫草：据现代药理研究，紫草具有抗炎、抗菌、抗病毒、免疫调节等多种作用。①抗炎作用。紫草中含有萘醌类、苯酚苯酮类、酚酸类、生物碱类、三帖酸类、黄酮类以及紫草多糖类等多种化学成分，而脂溶性的萘醌类化合物是紫草最主要的生物活性成分之一。现代研究表明，萘醌类化合物可以通过对 5-脂氧酶活性的抑制作用，浓度依赖性地抑制白细胞三烯 B4（LTB4）和 5-羟基二十碳四烯酸（5-HETE）的生物合成，证实了紫草具有抗炎作用。②抗菌作用。紫草中紫草素类化合物具有广泛、良好的抗菌作用，主要表现在对革兰阴性菌、革兰阳性菌以及真菌的生长繁殖均有抑制作用。有研究发现，紫草提取物的最小抑菌浓度（MIC）在 2.0mg/ml 以下，与真菌相比，细菌对提取物的作用更敏感，且对革兰阳性菌的效果最好。文献报道紫草素对许多常见菌株都表现出良好的抗菌能力。③免疫调节。乙酰紫草素具有明显的抗炎作用。紫草素能够显著减少巨噬细胞 RAW264.7 中白细胞介素-6（IL-6）等多种炎症因子的释放；紫草素抗炎作用机制还包含使巨噬细胞中高迁移率族蛋白（HMGB）的表达水平降低以及抑制核 NF-κB 信号转录因子的活性而发挥抗炎作用。

黄柏：黄柏的化学成分主要包括生物碱类、柠檬苦素类、酚酸类、苯丙素类、挥发油等，具有抗炎、抑菌、抗氧化、抗肿瘤、降糖、保护神经、止泻等多方面的药理作用。①抗炎作用。黄柏抗炎作用显著，以类柠檬碱或小檗碱为主的生物碱成分抗炎效果最佳。欧丽兰等的研究发现，黄柏对四种急性炎症模型都表现出一定程度的抗炎作用，以生物碱提取部位抗炎活性最强。小檗碱与炮制后产生的小檗红碱都可通过降低磷化 ERK/JNK 蛋白的表达水平而产生抗炎作用。②抑菌作用。体外抑制细菌生长试验结果表明，黄柏对幽门螺杆菌、肠道沙门氏菌、金黄色葡萄球菌和铜绿假单胞菌有抑菌活性，能明显抑制耐药性细菌的生长，其效果甚至优于抗生素的抗菌能力。

地榆：现代研究显示，地榆中富含鞣质、三萜、黄酮和多糖等化学成分，其中鞣质成分含量最高，约17%，此外还有少量的有机酸、甾体及蒽醌类成分。药理研究表明，地榆具有止血、抗菌、抗肿瘤、抗过敏、抗炎消肿、抗氧化、改善血液系统及神经保护等作用，这与鞣质具有止血抗菌抗炎消肿作用、三萜具有抗菌抗肿瘤作用、黄酮具有抗氧化及改善血液系统、多糖可提高免疫保护神经等化学成分的主要药理活性相对一致。

当归：当归主要包含挥发油（含苯酞内酯类）、有机酸类、多糖、氨基酸和核苷类等成分，现代研究表明，其主要具有以下几个方面的药理作用：抗氧化、镇痛抗炎、抗血小板聚集、抗肿瘤、保肝等。以外用作为主要用药途径时其主要发挥镇痛抗炎的药理作用。王凤龙等总结发现，当归主要通过抑制机体内炎性反应因子和趋化因子等致痛性物质的释放，或者阻断疼痛感觉在级联反应中的放大传递而发挥镇痛活性，通过阻断 NF-κB，丝裂原活化蛋白激酶（MAPK）和 Janus 激酶（JAK）/信号转导及转录激活因子（STAT）等炎性反应信号通路中相关蛋白、基因的表达，抑制 TNF-α，IL-6、NO、PGE2 和 IL-1β 等炎性介质的释放，维持宿主体内免疫细胞对外来刺激的高度敏感性而发挥抗炎作用。

甘草：甘草及其有效成分的抗炎和免疫调节作用、皮质激素样作用、抗菌、抗病毒、抗肿瘤作用常被皮肤科采用。①抗炎作用及皮质激素样作用。甘草酸是甘草的有效成分，其在体内水解产物甘草次酸的化学结构与甾体激素颇为相似，作为配体竞争性地抑制糖皮质激素的代谢失活酶，所以表现出激素样作用，其本身也能竞争糖皮质激素受体，表现出部分激动拮抗剂的特征。相较于糖皮质激素，甘草酸及甘草次酸在增强糖皮质激素抗炎、抗反应和抗应激作用的同时也可减少或减轻激素的不良反应及停药反应和依赖性。②抗肿瘤作用。甘草酸有显著的抗光衰老作用，它通过降低活性氧、NF-κB、细胞色素 C、半胱天冬酶-3 水平和抑制透明质酸酶，阻止紫外线诱导人皮肤成纤维细胞凋亡。甘草次酸也是一种抗氧化剂，可通过抑制活性氧产生和激活 p53，调控 BCL-2 和聚 ADP 核糖聚合酶蛋白裂解，对抗紫外线诱导人角质形成细胞产生氧化 DNA 碎片，防止阳光照射引起皮肤衰老和皮肤癌。

【主治疾病】 由于本方在药物配伍既有紫草、当归等清热活血之品，又辅以苦寒之品如黄柏、地榆的解毒消肿之功，同时在药物基质的选择上兼顾了润肤之用。因此在主治疾病方面针对以皮肤干燥、增厚、苔藓样变以及瘙痒为主要表现的慢性皮肤病往往疗效显著。遂以慢性湿疹、慢性单纯性苔藓为例对本方主治疾病稍作分析，临床上本方使用范围可依据皮损表现、辨病辨证结论而相应扩大，不必拘泥于此。

1. 慢性湿疹

慢性湿疹多由急性及亚急性湿疹迁延而来，主要表现为皮肤浸润性肥厚，色素沉着或减退，甚至形成苔藓演变。本病多剧烈瘙痒，反复发作，时轻时重，可因食物、生活环境等诱发因素复发或加重，迁延不愈。西医学对本病的发病因素尚无定论，但一般认为其与慢性感染灶、内分泌或代谢改变或某些可能与迟发型超敏反应有关。

本病属中医"湿疮"范畴，本病皮损多表现为干燥粗糙、肥厚、脱屑，呈慢性苔藓样变，可见抓痕，轻微瘙痒，病程迁延，或伴有肌肤甲错、咽干口渴等，因此在病因病机方面多认为其属血虚风燥，治以养血润燥，佐以祛风止痒。愈肤膏中如紫草、当归等可入于血分以凉血活血，使得腠理得以濡润，辅以麻油，可起到润肤生肌、凉血活血之效。

现代研究表明，愈肤膏中的药物成分具有抗菌消炎、免疫调节等作用。其外用可有效改善皮损局部的炎症表现，还可起到免疫调节作用，以避免慢性湿疹的反复发作。

2. 慢性单纯性苔藓

慢性单纯性苔藓，又称神经性皮炎，中医又称"牛皮癣""摄领疮""干癣""顽癣"等。本病是一种以阵发性剧烈瘙痒以及皮肤苔藓样变为主要特征慢性炎症性皮肤神经功能障碍性皮肤病。本病在人群中发病率较高，且往往瘙痒剧烈呈慢性病程，并且搔抓和摩擦可能是主要的诱因或加重因素，容易形成"瘙痒—搔抓—瘙痒"的恶性循环而加重病情，进一步导致皮肤苔藓样变。

现代医学认为，本病多是在神经精神因素、胃肠道功能障碍、免疫及内分泌因素等的作用下而导致的皮肤局部炎症反应。中医学认为，神经性皮炎初起多为风湿热阻滞肌肤，遇情志不遂、心火上炎、脾胃湿热以致气血运行失职，凝滞肌肤，病久耗伤营阴，血虚生风化燥，肌肤失养所致。因此在治疗上需要强调养血活血、祛风润燥。愈肤膏外用活血润燥之功显著，针对本病后期由于血行不畅或血虚而肌肤失养所导致的苔藓样变疗效确切，且可有效降低复发率。

【典型病例】患者李某，男，46岁，2015年1月10日初诊。主诉：反复阴囊湿疹2年余，有轻微瘙痒感。2年前患者无明显诱因出现阴囊皮肤潮红、肿胀同时出现少量米粒大小丘疹、水疱伴剧烈瘙痒，摩擦后可见少量淡黄色浆液渗出，部分皮损上覆淡黄色痂壳。后患者于当地医院就诊，诊断为"急性阴囊湿疹"，予口服西替利嗪片，外用氯氟舒松软膏后病情好转。其间病情时有反复，仍予上诉治疗，疗效逐渐变差。皮损逐渐转变为阴囊局部皮损皮肤的增厚及脱屑。皮损轻微瘙痒，夜间尤甚，口干，大便干结，小便尚可，舌质淡，苔薄白，脉浮涩。

专科检查：阴囊皮肤干燥粗糙，浸润性增厚，角化皲裂，上覆少量灰白色鳞屑。

中医诊断：肾囊风。

中医辨证：血虚风燥证。

西医诊断：慢性阴囊湿疹。

治法：养血润燥，祛风止痒。

内服方药：选用当归饮子加减。

当归10g，生地黄15g，白芍20g，川芎10g，何首乌20g，荆芥15g，防风10g，黄芪30g，黄精20g，地肤子15g，女贞子15g，枸杞子15g，郁李仁10g，生甘草6g。

7剂，每日1剂，煎服，早晚各1次，饭后半小时温服。

外治方药：愈肤膏外用。

每日洗净外阴并擦干后，于患处外涂院内制剂愈肤膏，早晚各一次。半个月后复诊，患者诉皮肤皲裂干燥有缓解，瘙痒明显减轻，继续守方治疗，1个月后复诊而获痊愈。

【按语】阴囊湿疹部位特殊而敏感，加之瘙痒剧烈，往往导致患者情绪不畅，且由于位置特殊往往容易受到摩擦，反复的摩擦和情绪异常更易加重病情，使得本病常反复发作，缠绵难愈。本例患者系由风邪客于肌肤，久之耗伤阴血，导致肌肤失养而成痛疾。所谓"治风先治血"，因此其治疗以养血滋润、固护肌肤入手，进而驱除风邪，最终达到止痒消疹的目的。故内服当归饮子以养血润燥，祛风止痒，外用愈肤膏以加强其养血润燥之效。同时愈肤膏中黄柏、地榆等苦寒之品的加入还可清解腠理残留之余毒以缓解瘙痒，且愈肤膏质地滋润，外涂于患处不仅可润肤，还可在一定程度上减少对患处的摩擦，如此则减少了搔抓及摩擦对皮损的刺激，可有效减少复发。

二十、白疕软膏

【方剂来源】白疕软膏是由成都中医药大学附属医院根据传统中医药理论和临床实践自主研制的临床经验方，是由生黄柏、制黄精、当归、苦参、地肤子、白鲜皮等药物共研细末，加凡士林、甘油熬制而成的纯中药外用制剂。具有清热凉血、养血活血、祛风止痒的功效，临床上主要用于银屑病的治疗，对于红斑、瘙痒、鳞屑以及皮肤苔藓样变等均有较好的改善作用。

【药物组成】生黄柏2.50g，制黄精1.25g，当归1.25g，苦参1.25g，地肤子1.25g，白鲜皮1.25g，花椒1.25g，冰片1.25g，生大黄1.25g，青黛1.25g。

【使用方法】外用，取适量涂于患处；或取本品适量，均匀涂擦于皮损处，再以日用保鲜膜覆盖，进行封包治疗。

【功效】清热燥湿凉血，养血润燥止痒。

【方义分析】方中生黄柏味苦，性寒，具有清热燥湿、泻火除蒸、解毒疗疮的功效；制黄精味甘，性平，功效补脾益肺、养阴生津，外用可治股癣、足癣；当归味甘、辛，性温，功善补血活血、养血调经，为补血调经之要药；苦参味苦，性寒，具有清热燥湿、祛风杀虫、凉血解毒的功效，外用可治湿毒疮疡，皮肤瘙痒，为皮肤科外治法常用中药；地肤子味辛、苦，性寒，功效清热利湿，祛风止痒，《医宗必读》谓其可"利膀胱，散恶疮"；白鲜皮味苦，性寒，功效清热燥湿、祛风解毒，每与地肤子相须为用，治疗湿热疮毒、疥疮顽癣等，收效甚佳；花椒味辛，性温，具有温中止痛、杀虫止痒的功效；冰片味辛、苦，性微寒，功善开窍醒神，清热止痛；生大黄味苦，性寒，具有清热泻火，凉血解毒，逐瘀通经的功效；青黛味咸，性寒，具有泻火解毒、凉血止血之功效。

【现代研究】现代药理研究发现，大黄、黄柏、苦参具有明显的抗菌、抗炎作用，并可抑制真菌；地肤子、白鲜皮具有抗菌止痒作用；当归可抗炎、抗氧化、促进造血功能；花椒具有抗菌、抗炎、镇静、局部麻醉作用；冰片具有抗炎、镇痛作用；青黛具有抗菌、抗炎镇痛作用。由此可见，白疕软膏的组成药物均具有抗炎或抗菌作用，且个别药物可镇静止痒止痛。具体到单味药：

生黄柏：生黄柏主要化学成分为小檗碱、黄柏碱、木兰花碱、掌叶防己碱等多种生物碱。临床研究表明，本品所含的多种生物碱，对金黄色葡萄球菌、大肠杆菌、痢疾杆菌、伤寒杆菌、结核杆菌、溶血性球菌等均具有一定抑制作用；对白色念珠菌、絮状皮癣菌、犬小孢子菌等皮肤致病性真菌均具有较强的抑制作用。其主要有效成分小檗碱及盐酸小檗碱均具有较强的抗炎活性，研究表明，盐酸小檗碱可降低 UC 大鼠结肠组织 TNF-α、IL-1β 含量，抑制炎症反应，并能使大鼠结肠组织紧密连接蛋白表达升高。

制黄精：制黄精水煎剂对伤寒杆菌、抗酸杆菌、金黄色葡萄球菌及多种致病性皮肤真菌（如石膏样毛癣菌、蕴色毛癣菌、红色毛癣菌等）均有抑制作用。

生大黄：体外实验表明，生大黄对厌氧菌、葡萄球菌、淋病双球菌、链球菌和白喉、炭疽、伤寒、痢疾杆菌等均有抑制作用。药理实验及临床应用均表明，生大黄可促进循环血小板聚集，使血小板聚集型明显增加，并使血小板数和纤维蛋白原含量增加，促进血液凝固，使凝血时间缩短。除此之外，生大黄还可提高血浆渗透压，使组织水分向血管内转移，以补充因大失血而丢失的血容量，降低红细胞比容和血液黏度，有利于解除微循环障碍。

苦参：苦参对耐甲氧西林金黄色葡萄球菌（MRSA）临床株具有一定的抗菌作用。其水煎液对大肠杆菌、金黄色葡萄球菌、甲型链球菌、乙型链球菌、痢疾杆菌、沙门杆菌以及变形杆菌均有明显抑制作用。

花椒：动物实验表明，花椒水提取物和醚提取物对乙酸引起的小鼠扭体反应有明显的抑制作用，具有镇痛作用；且 100%花椒煎剂对甲型和乙型链球菌、葡萄球菌、肺炎球菌、炭疽杆菌、枯草杆菌、霍乱弧菌、变形杆菌、副伤寒杆菌、痢疾杆菌、绿脓杆菌均有抑制作用。

冰片：研究证实，冰片对金黄色葡萄球菌、乙型溶血性链球菌等均具有抗菌作用，为接触抑菌剂，并且具有较好的镇痛效果。

青黛：青黛乙醇浸出液体外实验对炭疽杆菌、肺炎杆菌、志贺痢疾杆菌、霍乱弧菌、金黄色葡萄球菌和白色葡萄球菌均有抑制作用。青黛成分色胺酮对羊毛状小孢子菌、断发癣菌、红色癣菌、絮状皮癣菌有抑制作用；动物实验表明，青黛提取物对小鼠具有抗炎、镇痛作用，且镇痛作用呈量效关系。

地肤子：研究表明对伤寒杆菌、许兰毛癣菌、奥杜盎小芽孢癣菌、铁锈色小芽孢癣菌、羊毛状小芽孢癣菌、星形奴卡菌等皮肤真菌均有不同程度的抑制作用。

其水提取物可降低小鼠单核巨噬系统的吞噬功能，并对小鼠搔抓反应有明显的抑制作用。

白鲜皮：白鲜皮水提液对金黄色葡萄球菌、大肠杆菌、枯草芽孢杆菌、白色念珠菌和黑曲霉等均有杀菌作用；提取物对红色毛癣菌、絮状皮癣菌、石膏样小孢子菌等丝状真菌具有明显的抑制作用。

当归：当归主要包含挥发油（含苯酞内酯类）、有机酸类、多糖、氨基酸和核苷类等成分。现代研究表明，当归具有较好的抗氧化、抗炎、镇痛作用。

【主治疾病】银屑病

银屑病是一种以鳞屑性红斑为主要特征的慢性、复发性、炎症性、系统性疾病，其确切病因和发病机制尚未清楚，目前认为银屑病的发生发展主要与遗传因素与环境因素有关，通过免疫介导引起 T 细胞异常活化、浸润和皮肤角质形成细胞过度增殖而发病。根据临床特征，可将银屑病分为寻常型、关节病型、脓疱型以及红皮病型四种类型。其中，寻常型银屑病占所有类型的 90% 以上，并可随着疾病的发展转化为其他类型的银屑病。寻常型银屑病典型皮损为边界清楚、形态不一的红色斑块，上覆白色鳞屑，可被外力刮除，层层叠叠，如刮蜡滴（蜡滴现象），刮去鳞屑可见淡红色发光半透明薄膜（薄膜现象），刮除薄膜可见点状出血（点状出血现象）。部分患者可伴有不同程度的瘙痒、灼热等症状。

银屑病相当于中医外科学"白疕"之范畴，中医认为，白疕总因血热内蕴，外感风邪，风盛化燥，热盛伤阴，阴虚生风，肌肤失养所致，其病机的关键在于血热毒盛，治疗当以清热解毒凉血为主。

【典型病历】 赵某，男，44 岁。2020 年 9 月初诊。主诉：全身泛发红斑，上覆鳞屑10$^+$年，加重 2 周。患者10$^+$年前因不明原因四肢开始出现红斑、上覆鳞屑，后逐渐泛发于全身，冬重夏轻，昼轻夜重，反复 10 余年，2 周前发热后病情反复，本次发作皮损增多，部分原有皮损范围增大，自觉明显瘙痒。既往多方就诊，曾外用糠酸莫米松等药物治疗（具体不详），治疗效果欠佳。现患者为求中医治疗，于我科就诊。

专科检查：查体可见，患者全身有散在片状、钱币状红斑，大小不一，上覆鳞屑，部分相互融合，自觉瘙痒。自觉口干，舌红，苔薄黄，脉细数，小便正常，大便偏干，纳食可，眠一般。

中医诊断：白疕。

中医辨证：气阴两虚证。

西医诊断：银屑病（寻常型）。

治法：补气益阴，养血润燥。

方药：北沙参 20g，麦冬 15g，枸杞子 10g，黄芪 30g，女贞子 10g，墨旱莲 10g，桑葚 15g，制首乌 20g，当归 10g，炒蒺藜 15g，怀牛膝 10g，蛇舌草 30g，紫荆皮 10g，上方 7 付，水煎服，每日 3 次，每次 150ml。外用白疕软膏。

二诊（2020 年 10 月）：服药 1 周后，患者症状明显好转，未见新发皮损，原有皮损色变暗，鳞屑减少，瘙痒明显减轻，口干、便干症状消失。继以前方，去蛇舌草、炒蒺藜、紫荆皮，加川芎 15g、鸡血藤 10g，再予 7 付，用法同前。继续外用白疕软膏。两周后电话随访，患者自述皮损基本消退，仅留少量色素沉着，未见明显瘙痒。

【体会】

（1）银屑病因其反复迁延及剧烈瘙痒的特性，目前西医对于该疾病多以对症治疗、逆转皮损为主。钟老认为，银屑病的病因围绕毒、热、瘀等因素，治疗以清热解毒为主、活血祛瘀为辅，兼顾补阴和补气血等疗法，对于病程日久、耗气伤阴的患者，钟老往往加重补阴药的使用，以更好地扶助正气、驱邪外出。白疕软膏主要功效为清热燥湿凉血、养血润燥止痒，兼具止痒、促进皮肤黏膜修复的特性，可有效地改善银屑病患者皮肤瘙痒症状，并减少鳞屑生成，改善皮肤粗糙，适用于银屑病的各个阶段，且日常使用方便，为银屑病的临床治疗提供了新的选择。

（2）除治疗银屑病外，尚有临床研究表明，白疕软膏封包治疗对于局限性神经性皮炎（以皮肤增厚粗糙、鳞屑、瘙痒为主要症状），具有一定的改善作用。该研究指出，白疕软膏封包疗法应用于血虚风燥型局限性神经性皮炎，可有效改善患者的皮损，尤其对于肥厚增殖的皮损，效果更为显著，但对于局限性神经性皮炎所导致的剧烈瘙痒，改善效果则略显不足。

（3）封包疗法为临床上白疕软膏的常用方法之一，封包疗法既可延长药物作用时间，又可通过封包减少局部的外来物理刺激，避免出现"瘙痒—搔抓—瘙痒"的恶性循环，从而更好地改善皮损症状，减少患者痛苦，缩短病程。进行封包治疗时，应注意以下事项：①皮损伴有糜烂或渗液者不宜使用封包疗法；②每次封包时间不宜过长，初次使用封包治疗时间应控制在 30 分钟以内，避免因封包时间过长而出现过敏反应如无明显过敏反应，可逐渐增加封包时间，最多可延长至单次 3~4 小时。③封包过程中，如有灼热、刺激、过敏反应等不适，应立即结束封包治疗，症状严重者，应尽快就医。

二十一、参黄膏

【方剂来源】参黄膏为成都中医药大学附属医院自制经验膏方，在总结苦参汤、苦参止痒消银方等方剂的配伍特点后，在氧化锌糊剂的基础上，单用黄柏与苦参配伍，加上凡士林、甘油等润肤之品熬制而成，具有清热、润肤、止痒等功效，使用方便，广泛应用于银屑病、亚急性湿疹等难治性皮肤病中，疗效确切。

【药物组成】黄柏，苦参，氧化锌，凡士林，甘油。

【制备、使用方法】黄柏、苦参、氧化锌、凡士林、甘油备用，在 75℃下加入甘油和凡士林，搅拌至冷却在50℃左右时，加入混合粉（黄柏细粉、苦参细粉、氧化锌均匀搅拌），搅拌至室温，制作成膏剂，分装即可，使用时均匀涂抹在患处皮肤。

【功效】 清热燥湿，润肤止痒。

【方义分析】 黄柏，味苦，性寒，归肾、膀胱经，能清热燥湿、泻火解毒、消肿祛腐。黄柏既清泻实热（火）而解热毒，又燥湿、除湿毒而解湿热毒，还清肾火（相火）而退虚热，为治湿热火毒之要药，较广泛用于湿热火毒之病症。集清实火、湿热、退虚热于一体，凡实热、火毒、湿热、虚热用之皆宜。临床上用于治疗湿热泻痢、黄疸、带下、热淋、痔漏、盗汗、遗精，骨蒸劳热、风疹瘙痒及疮疡后期伤口感染属阳证者。

苦参，苦参药性苦，寒，归心肝、胃大肠、膀胱经。苦参大苦大寒纯阴，清燥降利下行，药力较强，主入心肝胃经，耗入大肠与膀胱经。苦参既清热燥湿，使湿热从内而解，又利尿、导湿热火毒从小便而出，还祛风杀虫而止痒。功似黄连而力较弱，尤善清心火、除中下焦湿热。凡湿热、风、虫所致疮渗痒痛皆宜，湿热痒痛、阴痒带下兼风、虫者尤佳。二者均能清热燥湿，相伍为用，其效力更强，用于治疗皮肤疾病、疮疡疖肿因湿热者。加用凡士林、甘油等润肤佳品制成膏剂，共奏清热燥湿、润肤止痒之功。

【现代研究】

1. 黄柏

现代药理研究发现，黄柏具有抗细菌、真菌、病毒及其他病原微生物的作用；抗心律失常、降血压等对心血管系统的作用，对消化系统有抗消化道溃疡，收缩或舒张肠管、促进胰腺分泌等作用，并有中枢神经系统抑制作用，抑制细胞免疫反应的作用，降血糖作用等。黄柏的这些药理作用的活性成分除提取物、总生物碱外，还包括了小檗碱、黄柏碱、木兰碱、巴马汀、药根碱、黄柏酮、黄柏内酯等化合物。其中主要活性成分为小檗碱。①抗菌、抗炎、解热作用。取健康豚鼠做化腐生肌实验发现，复方黄柏冷敷剂对金色葡萄球菌感染的破损皮肤，有明显的抗菌、抗炎作用，并经兔眼结膜实验和小鼠肌内注射实验，未发现局部刺激作用。②对免疫系统的作用。实验研究表明，黄柏可抑制 DNFB

诱导的小鼠 DTH，降低其血清 IFN-γ 水平，抑制其腹腔 M 中产生 IL-1 及 TNF-α，抑制其脾细胞产生 IL。这表明黄柏有抑制小鼠 DTH 的作用，从而抑制免疫反应，减轻炎症损伤。另外，从黄柏中分离得到黄柏能明显抑制局部 GVH 反应，在 X-射线辐射小鼠全身 GVH 反应实验中，发现黄柏碱能够明显延长小鼠的存活时间和存活率。在对绵羊红细胞诱发小鼠迟发型超敏反应的实验中，黄柏碱未能抑制诱导期达到与对照组有明显差异的程度，不能抑制效应期。黄柏碱对结核菌素诱发的迟发型超敏反应的影响为：明显抑制诱导期，不能抑制效应期。黄柏碱对抗体形成的作用：对 5~10 天时 IgM-PFC 和 IgG-PFC 的数目无显著影响。结果提示黄柏碱有望开发成一种新的有价值的免疫抑制剂，抑制细胞免疫反应。

2. 苦参

苦参含苦参碱、氧化苦参碱、异苦参碱、槐果碱、异槐果碱、氧化槐果碱、槐胺碱等生物碱。此外，苦参还含有苦参醇、新苦参醇、苦参酮、异苦参酮等黄酮类化合物。具有抗菌、抗病毒、降血糖、降血脂、抗氧化、抗炎、镇静、镇痛、抗肿瘤、免疫调节、保护心脏、抗生育等作用。①抗菌作用。苦参及其制剂具有广谱抑菌活性，对多种细菌和真菌均能发挥抑菌效能。苦参提取物对金黄色葡萄球菌、表皮葡萄球菌、大肠杆菌、铜绿假单胞菌等病原菌有明显的抑制作用。苦参对羊毛状小孢子菌、白色念珠菌、絮状皮癣菌、石膏样小孢子菌等真菌亦有抑制作用，苦参碱可通过抑制白色念珠菌细胞膜的 CYP51 酶活性，影响麦角固醇生物合成，破坏真菌细胞膜来抑制真菌繁殖。研究表明，苦参生物碱是苦参抑菌的重要成分，对多种细菌均有抑制作用。苦参中黄酮类化合物对细菌和真菌亦能发挥良好的抑制作用，对革兰阳性菌和单细胞真菌的抑制作用尤为明显。综上所述，苦参具有抑菌作用，其作用机制主要与影响生物膜形成、破坏细胞壁，干预蛋白质合成、抑制细菌分裂等有关，苦参中的生物碱和总黄酮是其发挥抑菌作用的主要成分。②免疫调节作用。苦参提取物对机体免疫功能具有双向调节作用，在高剂量时表现为免疫抑制作用，在低剂量时表现为免疫促进作用。

3. 氧化锌

氧化锌是锌的氧化物，是一种性质非常稳定的白色粉末，不溶于水，具有吸附油脂和水分的作用。氧化锌在古代埃及就被用于促进伤口愈合，目前在皮肤科用药中主要用于收敛、干燥和抑菌。研究发现，外用氧化锌可以通过调节表皮伤口愈合的多个环节（如炎症、纤维增生和组织重塑）来发挥促进伤口愈合的效果，这种效果被认为与缓慢、少量、持续的锌离子释放到伤口有关。氧化锌同时还可以抑制金黄色葡萄球菌和念珠菌对皮肤的伤害，而且氧化锌不透光，不仅具有遮盖作用，还可以反射包括 UVA 和 UVB 在内的紫外线，因此化妆品中常使用氧化锌来做防晒和遮瑕的产品。

【主治疾病】

1. 银屑病

银屑病是皮肤科的常见病及多发病，以"形如疹疥，色白而痒，搔起白皮"为主要特征，该病典型皮损表现为边界清楚、上覆厚层银白色鳞屑的红色丘疹或者斑块，呈局限或广泛分布，与遗传和环境因素密切相关，但具体的发病机制不明。银屑病病情顽固，病程长，常反复发作，缠绵难愈，对患者的身心健康危害极大。祛风、除湿、通络、解毒等治法，这为银屑病的中医诊治提供理论依据和治疗策略。银屑病在古代之称谓颇多，医家多将其归于"白疕""松皮癣""蛇虱""干癣""白壳疮"等范畴。中医学认为，风、湿、热等邪气客于血分和肌腠，阻滞经络，日久化热、化燥是其主要的病因病机，常采用祛除风湿热邪、活血通络、凉血润燥等方法进行治疗。对于血燥证治疗应遵循养血活血、滋阴润燥、清热解毒的原则。

银屑病的发病与体内的免疫调节、肠道菌群密切相关，通过中医药干预治疗，可调节体内免疫，改善肠道菌群进而调节相关基因、蛋白及免疫因子的表达，发挥治疗作用。

参黄膏具有清热凉血、燥湿止痒等作用，结合现代药理的抗菌抗炎、免疫调节等作用，能针对银屑病的发病进行对应治疗，对于血热证、湿热证、血虚风燥证等银屑病不同阶段、不同证型均能有良好的效果，并且膏剂使用方便，润肤作用强，能保持局部皮肤湿润，减少脱屑。

2. 亚急性湿疹

湿疹，中医称之为"湿疮"，是一种过敏性炎症性皮肤病。湿疹根据病程可分为急性湿疹、亚急性湿疹、慢性湿疹三种，亚急性湿疹在临床上最常见，亚急性湿疹病理变化为表皮和真皮浅层炎症，皮损较急性湿疹轻，其皮损以小丘疹、鳞屑和结痂为主，剧烈瘙痒，经久不愈。西医认为，湿疹的病因并不明确，发病机制十分复杂，目前研究大多认为可能与遗传因素、机体免疫因素、过敏原因素、皮肤屏障功能障碍、感染因素等相互作用有关。近年来西医治疗湿疹的方法和药物都在不断更新，目前主要采用糖皮质激素、抗组胺药、抗生素、维生素 C、葡萄糖酸钙注射液、免疫调节剂、冷冻疗法等综合对症治疗，但局部治疗多以外用糖皮质激素药物为主，该类药物虽然能迅速缓解症状，但长期使用容易出现毛细血管扩张、皮肤变薄萎缩、色素沉着、多毛症、激素依赖，甚至导致感染概率升高等副作用，限制了临床上长期用药和用量，停药后容易复发，甚至出现皮损恶化的反跳现象。近年来，中医药治疗湿疹疗效显著，值得进一步研究。

中医文献中湿疮多见于"疮""癣""风"之中，《诸病源候论》载："湿癣者，亦有匡郭，如虫行，浸淫，亦湿痒，搔之多汁成疮，是其风、毒气浅，湿多风少，故为湿癣也。"巢元方的《诸病源候论》载："浸淫疮，是心家有风热，发于肌肤……"吴谦《医宗金鉴·外科心法要诀》载：浸淫疮，此症出生如疥，瘙痒无时，蔓延不止，抓浸黄水，浸淫成片，由心火脾湿受风而成。"随着对湿疹认识的深入，已有医家认识到急性湿疹日久不愈，可转为慢性，并对慢性湿疹有详细论述。病理因素主要责之于风、湿、热邪，病变在皮肤，但与肺、肝、脾关系密切，并且认识到慢性湿疹与血虚有密切关系。现代医家认为，本病是由于禀赋不耐，饮食失节，或过食辛辣刺激荤腥动风之物，脾胃受损，失其健运，湿热内生，又兼外受风邪，风湿热邪浸淫肌肤所致。

黄柏、苦参、氧化锌糊剂组成的参黄膏为我院名老中医经验方，具有清热燥湿、消肿解毒、收涩止痒之功效，尤其对于病患偏湿热者，参黄膏有良好的疗效，且润肤效果明显，能减少摩擦，减轻瘙痒。

【典型病例】李某，女，34 岁。2019 年 8 月初诊。主诉：全身红斑、丘疹伴鳞屑 3 年，复发 4 天。3 年前，患者因进食辛辣食物后，躯干出现数个绿豆大小红斑、丘疹，无鳞屑，未予重视。后皮损逐渐泛发至全身，上覆鳞屑伴瘙痒。患者曾多次经中西医治疗后好转，但每因饮食不慎或受凉后易复发。4 天前，患者感冒后上述皮损复发，自行外用药物后无缓解。症见：全身散发针尖至绿豆大小红斑、丘疹，色鲜红，上覆银白色鳞屑，刮除鳞屑可见明显的薄膜现象和点状出血，皮损干燥，尤以躯干、四肢为甚。舌质红，苔薄黄，脉滑数。

专科检查：全身散发针尖至绿豆大小红斑、丘疹，色鲜红，上覆银白色鳞屑，刮除鳞屑可见明显的薄膜现象和点状出血，皮损干燥，尤以躯干、四肢为甚。

中医诊断：白疕病。

中医辨证：湿热蕴肤证。

西医诊断：银屑病。

治法：清热除湿，解毒止痒。

内服方药：简化消风散加减治疗。

外治方药：参黄膏（外擦，一日两次）。

二诊：中药内服、外用膏方后，皮损面积减少，皮损变薄，脱屑减少，未见新发皮损。诸患者规律作息，并继续予参黄膏外用，症状逐渐好转。

【体会】银屑病、慢性湿疹等皮肤疾病的治疗需要兼顾清热、润肤、止痒等多个方面，本膏方对于这种肥厚皮损的疗效较好，且这些疾病往往全身发病，皮损面积常常过大，膏剂具有使用方便、作用持久等方面的优势。为方便患者使用，我院还开展了中药特殊调配，将该膏剂熬制、分装，临症可直接外擦使用。

二十二、百磺膏

【药物来源】百部在我国药用历史悠久，最早见于《名医别录》，列为中品，记载百部主咳嗽上气，并未见有炮制方法记载。中药百部来源于百部科百部属植物直立百部、蔓生百部或对叶百部的干燥块根，用于治疗新旧咳嗽、肺痨咳嗽和顿咳。百部的杀虫作用历史悠久，《抱朴子》中记载其止咳和杀虫；《本草拾遗》中记载其应火炙，浸酒，空腹饮，去虫蚕咬，兼疗癣疮。外用治疗头虱、体虱、蛲虫病和阴痒。百部水浸液、水煎液对头虱、猪虱、牛虱、臭虫、椿象、天牛、烟螟、猿叶虫、蝇蛆、桃象鼻虫、柑橘蚜、孑孓、守瓜、地老虎、凤蝶等十余种害虫均有接触性杀灭作用，并且不同部位、地下部分不同部位活性不同，以块根煮液的活性最强，须根次之；地下部分以根茎浸液活性最强。百部的浸剂、煎剂对疥癣有疗效，可治疗人体钩虫、蛲虫及阴道滴虫。百部、除虫菊制成的酊剂对蛾类、螨类害虫有很强的杀灭作用，可作为保管中药的杀虫剂。生物碱单体都有一定的杀虫活性，又以百部叶碱为最强。此外，百部对家蚕、小菜蛾、线虫卵、德国小蠊、青海血蜱与日本血蜱等都有杀灭作用。

硫黄最早的记载出现在《神农本草经》中，在此书中，硫黄是作为一种中药来使用的，被列为中品药的第三位，能治 10 多种病。其性质主要描述为"酸，温，有毒，归肾、大肠经"。其功效应用主要有两个方面：一是外用杀虫止痒；二是内服补火助阳。《本草纲目》中将硫黄称为"石硫黄""阳候"等，李时珍在书中提出，硫黄秉纯阳火石之精气而结成，性质流通，色赋中黄，故名硫黄。硫黄含猛毒，为七十二石之将，故药品中号为将军。外家谓之阳候。《本草纲目》中将硫黄的性质归纳为"味酸、性温、有毒"，书中将硫黄的用药功效记载为：主妇人阴蚀，疽痔，恶血，坚筋骨，除头秃；疗心腹积聚，邪气冷癖在胁，咳逆上气；壮阳道，补筋骨劳损，风劳气，止嗽，杀脏虫邪魅；长肌肤益气力，老人风秘，并宜炼服等。硫黄主要可用于对顽固性皮肤病、皮肤瘙痒、皮肤红肿、寒性病灶、神经性发炎、疥疮及面部痤疮等疾病进行治疗。

【**药物组成**】硫黄 10g，生百部 5g，凡士林 90g。

【**使用方法**】上药共研极细末，凡士林加热液化后，降温至 70℃ 左右，按比例加入硫黄，百部，搅拌均匀。温水洗浴全身，外涂患处，每日 2~3 次，5 日后更换衣被，将用过的衣被消毒处理。

【**功效**】清热解毒，杀虫止痒。

【**方义分析**】百磺膏方中，百部具有杀虫止痒的作用；硫黄具有解毒、杀虫、疗疮之功效；凡士林滋润保湿，抗炎杀菌。以上诸药合用，通过外用，达到透皮吸收、直到病灶的作用，发挥药物清热解毒、驱虫止痒等作用。

【**现代研究**】研究表明，百部的主要活性成分为百部生物碱，是该科植物特有的具吡咯或吡啶并氮杂䓬母核结构的生物碱，有驱虫、杀虫、镇咳平喘、抗肿瘤和抗菌等作用。此外，百部还含有芪类、去氢苯并呋喃醇类、绿原酸类、类鱼藤酮类、醌类和香豆素类等非生物碱类成分。百部水煎剂及醇浸剂、醇提物对大肠杆菌、金黄色葡萄球菌和绿脓杆菌有明显抑制作用。对叶百部对革兰阳性菌有显著的抑制作用，对人型结核分枝杆菌亦有完全抑制作用。蔓生百部水煎剂对皮肤真菌如堇色毛癣菌、许兰毛癣菌、奥杜盎氏小芽孢癣菌、羊毛样小芽孢癣菌、星形奴卡氏菌等有抑制作用。此外，生物碱单体（如百部碱）对水霉菌的抑制作用强于蛇床子素。现代研究表明，百部中非生物碱类化合物也有抗微生物的作用，如芪类化合物有抗柑橘黑腐病、燕麦镰孢、稻瘟病菌、灰霉病、蜡叶芽枝霉菌等芽枝菌活性。另有研究表明，百部的醇提取液对人型结核分枝杆菌 H3TRV、亚洲甲型流感病毒等有一定的杀灭作用。

临床外用，硫黄用于杀虫止痒，主要对疥癣、湿疹及皮肤瘙痒患者进行临床治疗，当硫黄与皮肤分泌液直接接触时，可形成硫化氢以及五硫黄酸，这两种物质均对真菌及疥虫有显著的杀灭作用。如硫化物中的硫化钡对皮肤角质有明显的溶解作用，此外还可帮助脱毛，一定程度上软化皮肤，进而对皮肤产生一定刺激作用。5%~10%硫黄洗剂具有调节角质形成细胞的分化、降低皮肤游离脂肪酸等作用，对痤疮丙酸杆菌亦有一定的抑制作用。以往有学者针对皮肤瘙痒患者实施硫黄涂抹治疗后，患者临床症状明显改善，进一步证实了该药物的价值。

【主治疾病】

1. 疥疮

疥疮是由于疥螨寄生于人体皮肤表皮层内引起的接触性传染性皮肤病，瘙痒剧烈，是临床常见的皮肤病，集体宿舍或家庭内易发生流行，同睡床铺、共用衣被甚至握手等行为均可传染。其临床表现主要为好发于皮肤薄嫩处的丘疹、丘疱疹及隧道，伴有夜间加重的瘙痒及疥疮结节出现，严重影响患者的身心健康和生活质量。

疥疮的治疗目的是杀虫、止痒、治疗并发症，争取达到短期治愈的目的，目前含硫软膏是治疗疥疮的首选。百磺软膏中百部、硫黄合用共奏杀虫之功，加以凡士林滋润保湿，有利于提高疥疮患者的疗效及减少复发率。

2. 阴虱

阴虱病是阴虱引起的寄生虫类传染病，通过性接触传播，也可由密切接触及共用毛巾、衣物和床单等传播，其临床表现多以外阴部（尤其阴毛区）皮肤瘙痒者为主。阴虱所致的特征性损害为蓝色斑，豆粒大或指甲大钢灰色色素性斑点，压之不褪，无炎症反应。一旦诊断明确，尚须关注其他体表长毛部位，如眉、睫毛、胸毛及腋毛区等部位，有无虫体或类似瘙痒性皮疹，嘱夫妻或性伴双方一同就医。

阴虱的治疗原则最重要的是彻底清除虱虫及灭卵，同时做好皮肤护理，缓解并去除并发症状。为祛除虫体和虫卵，可连根剔除头发、腋下及下体毛发，甚至睫毛。百磺软膏外用能有效杀虫，同时滋润皮肤，方便、经济，患者易于接受。

【典型病例】患者于某，男，16岁，学生，2020年3月20日初诊。主诉：躯干及手指缝丘疹，阴部结节伴瘙痒 1$^+$ 月。现病史：患者 1$^+$ 月前无明显诱因出现腰部、腹部及双手指缝散发红色丘疹，伴有剧烈瘙痒，尤以夜间为甚，且皮损逐渐增多，累及躯干、双大腿内侧及臀部，呈肤色或暗红色丘疹，可见抓痕及血痂，阴茎和阴囊新发结节，瘙痒剧烈，以夜间明显，纳食尚可，眠差，大小便无异常，舌质红，苔黄腻，脉弦。

专科检查：腰部、腹部、双侧手掌弓缘、手指缝、双大腿内侧及臀部散在针头至粟粒大肤色至暗红色丘疹，可见抓痕及血痂；阴囊和阴茎散在绿豆大淡红色结节。

辅助检查：皮肤镜检查：镜下可见白色隧道，隧道一端呈棕色小三角形结构。

中医诊断：疥疮。

中医辨证：湿热蕴肤证。

西医诊断：疥疮。

治法：清热解毒，杀虫止痒。

治疗：予外用百磺软膏于颈部以下的全身皮肤，尤其是皮肤褶皱处，并消毒衣服和被褥。

二诊：皮疹部分消退，瘙痒明显减轻，继续外用百磺软膏，2周痊愈。

【体会】疥疮是由人型疥螨引起的传染性皮肤病，可通过个体间的密切接触、性生活或其他因素直接传播，或通过污染物间接传播，好发于家庭或者是居住拥挤的人群中。本病发病机制与疥螨在皮肤角质层内掘凿隧道时的机械性刺激及皮肤超敏反应有关。中医学对于本病早有记载，如《医宗金鉴·外科心法》疥疮记载："此证有干、湿、虫、砂、脓之分……凡疥先从手丫生起，绕遍周身，瘙痒无度。"本病多因各经蕴毒，日久生火，兼受风湿化生而成；或经虫染而致。疥疮皮疹好发于手指缝、手腕屈侧、肘窝、乳房周围，脐周、大腿内侧等皮肤薄嫩部位。临床上可出现丘疹、水疱、脓疱、结节及隧道等多种形态的皮损，其中以隧道和结节最具特征性，剧烈瘙痒以夜间尤甚。大多数患者能在患部见到疥虫钻入角质层而形成的隧道，在隧道末端可查到疥虫。其治疗以外用药物杀螨为主，瘙痒严重影响睡眠者可辅以镇静止痒药物睡前口服，继发感染同时应用抗生素。治疗的主要目的是杀虫、止痒、治疗并发症，争取达到短期治愈。

中药百部是传统的止咳和杀虫药物，主要含有百部生物碱，具有杀虫、抗菌等药理作用。临床上外用主要用于治疗头虱、阴虱、螨虫病、疥疮、痤疮、酒糟鼻和真菌感染等。硫黄本身并无杀菌灭虫作用，但当硫黄与皮肤接触后，一部分变为硫化氢和五硫黄酸等硫化物，此硫化物不仅有杀菌灭虫作用，还有利于药物渗透到毛囊及皮脂腺直接发挥作用。10%的硫黄软膏是临床上常用的杀疥药之一，能够治疗因疥疮所引发的瘙痒、发炎，缓解结节等病症。临床研究表明，采用这种方法治疗的患者常出现皮肤干燥，甚至发生接触性皮炎，导致瘙痒不能较快缓解，甚至使疾病迁延。百磺膏具有清热解毒、杀灭皮肤寄生虫功用，并能产生良好的止痒、润滑肌肤等功效。临床上适用于疥疮、阴虱等。大量临床实践证明，百磺膏治疗疥疮疗效肯定，复发率低，方法简单、经济，未发生毒副作用，使用方便，患者易于接受，具有很好的使用和推广价值。

二十三、金黄散

【方剂来源】金黄散由明代《外科正宗》之如意金黄散化裁而来。原文言之："治痈疽、发背、诸般疔肿、跌扑损伤、湿痰流毒、大头时肿、漆疮、火丹、风热天泡、肌肤赤肿，干湿脚气、妇女乳痈、小儿丹毒，凡外科一切诸般顽恶肿毒，随手用之，无不应效，诚为疮家良便方也。"本方由天应大和尚提出，再由释灵犀大师传与文老，后在文老临床经验方的基础上化裁而来。在《外科正宗》之如意金黄散（天花粉、黄柏、大黄、姜黄、白芷、厚朴、陈皮、甘草、苍术、天南星）基础上加用木香、杜仲、白及、芙蓉叶等，有效增加了原方的临床疗效。

【药物组成】天花粉，芙蓉花叶，杜仲，白及，黄柏，黄连，黄芩，生大黄，姜黄，白芷，木香，天南星，半夏，厚朴，苍术，陈皮，甘草。

【使用方法】上药均以生品烘干后研细末以瓷坛储存备用。根据患者皮损大小，取适量药粉，用开水调药粉如糊状，再加入适量蜂蜜调匀，待药物微温时外敷患处1小时，敷药过程中应注意保持药物湿润，一日一换。根据疾病所处的阶段不同，敷药范围亦有所不同。阳证疮疡初期，应采用盖顶敷，敷药范围大于患处。疮疡中期应采用留顶敷，使邪有出路，疮疡范围易于缩小或溃脓。疮疡后期，为促使脓出顺利，腐脱新生，敷药范围多在疮疡周围。当皮损处糜烂较严重有大量渗液时须禁用，同时若外敷患处出现明显的红肿、瘙痒、疼痛时需立即停药，外用于颜面部时应在专业医师指导下谨慎使用，以免出现过敏反应。

【功效】清热解毒，消肿定痛。

【方义分析】本方主治阳热实证疮疡。本方以天花粉为君，搭配芙蓉花叶外用，均是取其清热与黏腻之性，天花粉用于治疗痈疽肿毒，有消肿止痛之力，又能收束疮根使炎症局限；用于皮肤赤肿湿烂痒痛诸症，有清热收湿之效；芙蓉花叶用于治疗痈疽疮毒，李时珍言其"味微辛而性滑涎粘，其治痈肿之功，殊有神效"，其功在清利消散，善败肿毒，与天花粉相配，更增强其清热与黏腻之性。另加用白及、杜仲进一步增加药物黏稠性，不仅增加敷药的附着性，也可使药力集中而敛毒。

辅以黄柏、黄连、黄芩、大黄清热燥湿，逐瘀敛疮；主辅结合，热清则毒解，瘀散则血活，湿去则肿消，更增消肿解毒、清热止痛之效。佐以姜黄散血分之瘀，白芷散气分之结并引毒外透，再结合木香行气止痛，以收行气活血、消肿止痛之效；苍术、厚朴燥湿化滞，陈皮、南星、半夏燥湿化痰，以收化痰祛湿、消肿止痛之效。甘草甘缓泻火解毒，且调和诸药，是为使药。全方组合严谨，君臣有序，辅佐有力，合而用之，是为解热毒、消肿痛、除壅滞的外用良剂。

【现代研究】目前针对金黄散的现代药理学研究主要集中于金黄散复方的整体药理作用，同时由于搭配基质的不同其整体作用可能有一定差异，但其药理作用主要体现在抑菌、抗炎止痛、提高溶菌酶含有量等方面。在抑菌作用方面，其主要表现为对金黄色葡萄球菌、耐甲氧西林金黄色葡萄球菌、表皮葡萄球菌、大肠杆菌、铜绿假单胞菌的抑菌作用，以上几种细菌均是引起各类皮肤感染的主要菌种，推测此为金黄散对体表化脓性感染产生作用的机理之一。同时体外抑菌实验结果显示，金黄散对革兰阳性菌的抑菌作用强于革兰阴性菌，不同的药物、配伍以及剂量配比均会对金黄散的抑菌效果产生影响而导致不同的结果。

其次，研究表明金黄散的抗炎止痛作用可能与调控炎症因子的释放及平衡从而控制炎症进展有关。炎症相关酶、炎症介质、细胞因子、黏附因子等均在炎症过程中发挥重要作用，尤其是 TNF-α、IL-l 和 IL-8 等，对炎症反应的调节作用十分显著。有学者选用急性炎症动物模型，并以 IL-1，6，8、TNF-α、IFN-r 作为反应皮肤炎症微环境变化的主要指标。结果显示，香连金黄散能明显降低豚鼠皮肤组织中的 IL-1，6，8、TNF-α、IFN-γ 蛋白表达，提示香连金黄散可以通过下调皮肤炎症微环境中的炎症因子水平而发挥抗炎作用。其他动物实验也表明，金黄散外敷可显著缩小疮疡直径，降低炎性肉芽囊的质量，减少囊内渗出液。

关于其提高溶菌酶含量的作用，研究人员以凡士林为基质，将金黄散制备成金黄膏，并通过动物实验的方式验证了金黄散对溶菌酶含有量的影响。通过测量豚鼠脓性分泌物和血清中溶菌环的直径，以直径的大小作为指标判断溶菌酶含有量的高低，发现感染第 12 天时，金黄膏组分泌物溶菌环直径（4.9±1.1）mm 明显大于对照组（3.3±0.4）mm，血清中溶菌环的直径（11.5±0.23）mm 明显大于对照组（9.8±0.25）mm，差异都有统计学意义（P<0.01）。说明金黄膏组能明显提高脓性分泌物中和血清中溶菌酶的含有量，从而能提高机体防御能力。血中溶菌酶含有量的增多，说明其作用还有整体治疗的效果。

【主治疾病】

1. 疮疡

疮疡是各类病邪侵袭人体后引起的体表感染性疾病的总称，虽然具体到每一个疾病其临床表现不尽相同，但总的来说其临床表现多有泛红、肿胀、灼热、疼痛、溃脓及功能障碍等特点，相当于西医学的体表外科感染。其病因一般较为明确，多由体表细菌感染引起，中医认为，其病因不外乎各种内外致病因素侵入肌肤腠理之后，影响局部气血运行，营卫不和，经络阻塞，血行瘀滞，瘀而化热，热盛肉腐而发为本病。

金黄散主要用于热毒引起的红肿疼痛明显的阳证疮疡疗效明显。如丹毒作为阳证疮疡的一种，一般起病较急，起病前往往伴有寒战、高热、恶心、呕吐等前驱症状，继而皮肤出现边界清楚的水肿性高出皮肤的鲜红斑且范围迅速扩大，有时皮损表面可伴有水疱、血疱或瘀点瘀斑，甚至伴局部淋巴结肿大。待病情逐渐缓解后，皮损部位可出现色素沉着、脱屑等症状

西医学认为，本病是一种发生于真皮网状淋巴管的急性细菌感染性疾病，主要致病菌为 A 组 β 溶血性链球菌。通常细菌通过皮肤微小的破损口进入淋巴管而引起感染。中医认为，丹毒多为血热火毒为患。由于素体血分有热，外受火毒，热毒搏结，郁阻肌肤；或由于皮肤黏膜有破损，毒邪乘隙侵入，最终发为丹毒。

在治疗上西医主要分为系统和局部治疗，系统治疗上首选静脉注射或肌内注射青霉素等抗生素治疗；局部治疗：常给予硫酸镁溶液、硼酸溶液、呋喃西林溶液局部湿敷再配合莫匹罗星软膏、过氧化氢软膏等局部涂抹，缓解皮肤红肿、疼痛。临床研究表明，金黄散单用外敷治疗下肢丹毒疗效确切，研究人员使用金黄散与蜂蜜按 1∶1 比例调成糊状外治下肢丹毒 26 例，总有效率可达 92%。

其次金黄散与青霉素联合使用可有效缩短下肢丹毒病程。研究人员采取随机对照研究的方式将 44 例丹毒患者随机分为治疗组 22 例（青霉素治疗+金黄散外敷）和对照组 22 例（单纯青霉素治疗），观察治疗 3 天、6 天、9 天的疗效。结果治疗组治疗 3 天和 6 天的有效率优于对照组（P<0.05），但治疗 9 天后两组总有效率均为 100%，由此得出金黄散外敷联合青霉素治疗丹毒能改善早期症状，缩短疗程。

由此可见，金黄散外敷治疗阳证疮疡（如下肢丹毒）疗效确切同时可有效缩短病程，针对不宜使用抗生素的患者该疗法有十分重要的临床意义。

2. 静脉炎

静脉炎是一种以静脉及其周围发热、红肿、疼痛、静脉呈条索状为主要临床表现的一种静脉局部化学反应。引起静脉炎的原因很多，主要包括物理因素、化学因素、血管因素、感染因素等。

关于其病因病机的中医学认识则更多倾向于以气血瘀滞，热毒凝滞于血脉，使局部脉络气血运行不畅作为其主要发病机制。由于外邪侵袭阻于脉道引起气血运行不畅、津液输布受阻导致胀痛；瘀血内郁，郁久化热，则局部发热；脉络损伤，血溢肌肤或血热内蕴则局部发红。

针对静脉炎的治疗，西医学主要采取去除导致静脉炎的病因用硫酸镁溶液湿敷，若合并细菌感染者加用抗生素类软膏，血栓性静脉炎另加用类肝素软膏等。中医治疗静脉炎多采用内外治法以活血化瘀、通络止痛，同时根据具体辨证的不同以因人因症而加减，对虚寒、血瘀、化热、气血两虚者用药各有偏重。临床上中医治疗静脉炎一般可取得显著疗效，有学者运用自拟中药方治疗血栓性脉管炎总有效率可达 83%。随着对金黄散临床应用研究的深入，发现金黄散外用治疗各类脉管炎疗效显著。多组以 50% 硫酸镁溶液湿敷作为对照的随机对照实验研究均验证了金黄散单用或与西药联用外敷治疗静脉炎的有效性。

【典型病例】患者郭某，男，61 岁，2009 年 6 月 10 日初诊。主诉：左下肢肿痛，膝关节及小腿发热、发红，行走受限。4 天前患者无明显诱因出现左小腿屈侧起一明显条索，长约 9.5cm，质硬，疼痛拒按，动则痛剧，沿条索皮肤潮红肿胀，左膝关节及左小腿皮肤发热、发红，左下肢活动受限、不能行走。患者于私人诊所诊为"风湿性关节炎"。予"贝诺酯、强的松"抗风湿药治疗无效。现患者睡眠较差，舌质红，苔白腻，脉沉细。

专科检查：左膝关节及小腿皮肤潮红，微肿胀，皮温增高，左小腿屈侧可见一长约 9.5cm 的明显条索，质硬，拒按，左下肢活动受限。

辅助检查：左股深静脉血栓形成。

中医诊断：脉痹。

中医辨证：脾虚湿阻证。

西医诊断：血栓性静脉炎。

治法：补气升阳、健脾除湿、活血化瘀、通络止痛。

内服方药：方用自拟升提通络方：

黄芪 30g，桔梗 10g，炒升麻 10g，白术 12g，茯苓 12g，黄柏 12g，川牛膝 12g，鸡血藤 30g，丝瓜络 10g，橘络 10g，蜈蚣 1 条，大血藤 12g。

每日 1 剂、分 3 次口服。

外治方药：院内制剂金黄散外用。

每日洗净患处并擦干后，取适量金黄散用开水调成糊状，待放温热后和蜂蜜按 1∶1 比例调配后于患处厚敷，每次 30 分钟，每日 1 次。1 周后二诊，患者自述疼痛症状明显缓解，现自觉无明显疼痛；查体见局部红肿较前基本消退，仅遗留少量色素沉着，局部皮温正常，左下肢无活动受限。

【按语】本例患者当属年老体弱、气血亏虚以致机体气血运行不畅，气滞血瘀、脉络阻遏，营血回流受阻，水津外溢，聚而为湿为瘀，流注下肢故而发本病。因而在治疗上当内外结合，以化瘀除湿、通络止痛为要。内治以自拟升提通络方，以黄芪补气升阳辅以桔梗、升麻载水湿之邪上行，并调节全身水液之分布；白术、茯苓健脾除湿，从根本上减少湿的来源；黄芪、黄柏、川牛膝利水除湿以分消下焦之湿邪；诸药合用从上、中、下分消为湿邪找到出路。鸡血藤、血通合用以活血化瘀；丝瓜络、橘络以行气舒筋通络，蜈蚣攻毒散结通络。全方共奏补气升阳、健脾除湿、活血化瘀、通络止痛之效。

然诚如吴师机所言"外治之理，即内治之理"。本例患者总以湿邪和瘀血为患，因此以金黄散中药外敷，天花粉、黄柏、黄连、黄芩、大黄可清热燥湿，逐瘀敛疮；姜黄、木香、白芷等又可行气以活血化瘀。内外合治以收除湿化瘀、通络止痛之效。

二十四、二味拔毒散

【方剂来源】二味拔毒散最早出自清代吴谦《医宗金鉴·外科心法要诀·肿疡敷贴类方》，原文记载："此散治风湿诸疮，红肿痛痒，疥癣等疾，甚效"，又称"雄黄、白矾各等分为末，用茶清调化，鹅翎蘸扫患处。痒痛自止，红肿即消"。目前本方主要外用于蛇串疮等火热邪毒为甚之皮肤病，收效颇佳。

【药物组成】雄黄、白矾各等份制散。

【使用方法】雄黄、白矾各等分制成散剂，呈黄色粉末状。根据皮损面积倒入适量二味拔毒散粉末于陶瓷碗中，再加入适量的0.9%生理盐水，顺时针缓慢搅拌约3分钟，调成糊状，涂于蛇串疮红斑水疱及其周围，每日1次，水疱干涸后停用。

【功效】清热燥湿，解毒止痛。

【方义分析】方中雄黄始载于《神农本草经》，被列为中品，味辛、苦，性温有毒，归肝、胃经，具有破血祛痰、解毒散结、杀虫疗疥的功效。白矾，出自《雷公炮炙论》，味酸涩，性寒，有毒，归肺、脾、肝经，具有解毒杀虫，燥湿止痒的功效。两药一温一寒，共奏清热燥湿、解毒止痛之效。

【现代研究】现代药理研究表明，雄黄主要化学成分是二硫化二砷，具有较广泛的抗病毒、抗菌的作用。比如对结核杆菌、链球菌、痢疾杆菌、白色链珠菌、金黄色葡萄球菌等有较强的抗菌作用。雄黄及含雄黄复方治疗带状疱疹等病毒性皮肤感染与其具有燥湿、解疫毒、祛风等作用有关。一过性细胞凋亡可能是控制细胞中病毒复制的普遍机制。有学者通过体外抑菌实验对雄黄的抑菌效果进行研究，结果表明，雄黄对金黄色葡萄球菌具有比较明显的抑制作用。此外雄黄还具有抗肿瘤作用。雄黄可诱导肿瘤细胞凋亡，抑制肿瘤细胞生长。雄黄体外可以诱导白血病细胞株HL-60、NB4细胞凋亡，抑制白血病细胞生长。钟璐等将K562、HL-60、NB4细胞经雄黄处理后，细胞数量增加值明显降低。从形态学观察，白血病细胞出现凋亡的特征性变化，可以说明雄黄体外对白血病细胞有促进凋亡和抑制的作用。通过不同浓度的雄黄作用于K562细胞的实验，结果发现，雄黄可明显抑制细胞增殖和细胞端粒酶活性，并与雄黄的剂量相关，通过实验表明端粒酶活性下降是雄黄诱导K562细胞凋亡的原因之一。通过实验研究，雄黄在体外能明显抑制白血病细胞HL-60细胞的生长，并且与时间和剂量有一定的相关性。表明通过下调bcl-2和突变p53基因的表达来诱导细胞的凋亡，可能是雄黄诱导肿瘤细胞凋亡的重要原因。通过体外研究发现，不同剂量的雄黄可能通过不同的途径选择性地清除急性早幼粒细胞白血病（APL）细胞。雄黄还可增加细胞膜HSP70及MT蛋白的表达。通过用流式细胞仪测定经雄黄处理的细胞和耐药细胞 K562/ADM 细胞膜 HSP70 蛋白表达及细胞凋亡，发现雄黄能增加细胞膜 HSP70 蛋白的表达。RomachEH 等通过实验研究发现，砷能够使鼠肝脏内膜细胞上的 MT 基因表达增强。SusantoI 等通过实验研究表明，砷诱导细胞 MT 量的增加不受细胞内水平的影响。通过雄黄作用于 HL-60/ADR 细胞的实验，研究发现雄黄可抑制 HL-60/ADR 细胞生长，促进了细胞的凋亡，并且与雄黄的剂量呈现一定的相关性，其作用机制可能与 P-糖蛋白表达下降有一定的关系。中医中除外用以外，亦有使用雄黄外用治疗内科疾病的记载。现代研究也证明，外用不仅可使药物直接进入血液循环，使用方便，还可避免消化道的毒副反应及静脉给药后的峰浓度对组织脏器的损害。

白矾主要化成分是碱性硫酸铝钾，现代研究发现白矾主要具有以下药理作用：①收敛消炎。白矾可从细胞中吸收水分，使细胞发生脱水收缩，减少腺体分泌，减少炎症渗出物；又可与血清蛋白结合成难溶于水的蛋白化合物而沉淀，使组织或创面呈现干燥，因而有收敛燥湿的作用，并有助于消炎。②止泻。白矾可抑制小肠黏膜分泌而起止泻作用。③止血。白矾可使局部小血管收缩，并可使血液凝固，因而有局部止血的作用。④涌吐祛痰。白矾内服后能刺激胃黏膜，发生反射性呕吐，促进痰液排出。⑤抑制癌细胞。体外实验显示，对子宫颈癌（JTC-26）的抑制率为 90% 以上；以白矾为主，配伍五倍子等中药组方提取有效成分为 FA867，将 FA867 在人体直肠癌的组织周围注射，$0.5 \sim 1$ 个月后手术切除肿块。病理切片发现，本药可促使纤维结缔组织大量增生，并分割包围癌组织，使其周围组织纤维化，血管壁增厚，内膜增生，血栓形成，并可产生明显的无菌性炎症，有大量的中性粒细胞、单核细胞、吞噬细胞及淋巴细胞聚集，癌组织呈灶状、片状坏死，从而起到抑制癌细胞的生长和转移的作用，抗癌活性可达 $70\% \sim 90\%$。⑥抑菌。1% 白矾及枯矾溶液对大肠杆菌、痢疾杆菌、白色葡萄球菌、金黄色葡萄球菌、变形杆菌、炭疽杆菌、甲副伤寒沙门氏菌、伤寒杆菌均有明显的抑菌作用。另有报道，白矾有抗阴道滴虫作用；复方明矾散对多种常见病原菌有一定的抑菌作用，对念珠菌有很强的抑菌作用，特别适合于女性外阴阴道念珠菌病的治疗；用明矾液（10% 的明矾水溶液）作需氧菌与厌氧菌抑菌实验，结果表明，其口腔需氧菌及厌氧菌都高度敏感，对组织的固定及防腐作用与福尔马林相似。

【主治疾病】带状疱疹（蛇串疮）

带状疱疹属于中医学中"蛇串疮""缠腰火丹""蜘蛛疮""火带疮""蛇丹""甑带疮"等范畴，是一种由水痘-带状疱疹病毒感染所引起的，累及神经节及皮肤的疱疹性病毒性皮肤病。该病最早见于隋代巢元方的《诸病源候论·疮病诸侯》中的"甑带疮"，文中指出"甑带疮者，绕联生，此亦风湿搏于血气所生，状如甑带，因此为名，又云此疮绕腰背则杀人"。本病临床表现常以簇集性成群水疱沿单侧周围神经呈带状分布，伴显著神经痛为特征。

带状疱疹作为皮肤科的常见病、多发病，发病率高，常见于中老年人或免疫力低下的人群，有研究发现老年人中发病率高达55.4%。本病显著特征是容易遗留后遗神经痛，常迁延数月，甚至数年不愈，严重影响了患者睡眠和生活质量。

西医认为本病是由水痘-带状疱疹病毒感染后，病毒侵入皮肤的感觉神经末梢，并沿着脊髓后根或三叉神经节的神经纤维向中心移动，持久地以一种潜伏的形式存在于脊神经或脑神经的感觉神经节的神经元中。当机体免疫力低下时，如在感冒、疲劳、手术等诱因的作用下，引起病毒活跃，生长繁殖，使原先受侵犯的神经节产生炎症或坏死，出现疼痛。同时，再活动的病毒可从一个或数个邻接的神经节沿相应的感觉神经纤维传播到皮肤，在皮肤上产生沿神经分布的本病特有的节段性水疱。偶尔病毒播散到脊髓前角细胞及运动神经根，引起肌无力或相应部位的皮肤发生麻痹。在治疗上西医强调抗病毒、镇痛、营养神经治疗，必要时可行神经阻滞等手术操作，以加强镇痛效果。

中医认为本病是感受风、火、湿、热毒邪，郁于肝、心、脾、肺，经络阻隔，气血凝滞而成。情志内伤，心肝气郁化热，热郁久而化火，火热溢于肌表，流窜经络，再感风、火邪毒，使气血郁闭，则见红斑、丘疱疹、痒痛等症；脾失健运而生湿，脾湿积而化热，湿热外发肌肤，再感湿热邪毒，使肺的宣发、肃降、治节功能紊乱，致水液循经络闭聚于肌表，则见水疱累累如珠；毒邪损伤经络，经气不宣，气滞血瘀，不通则痛，常致疼痛不休或刺痛不断。如明代《疮疡经验全书·火腰带毒》："火腰带毒，受在心肝二经，热毒伤心流于膀胱不行，壅在皮肤，此是风毒也。"清代《外科大成·缠腰火丹》："缠腰火丹，一名火带疮，俗名蛇串疮。初生于腰，紫赤如疹，或起水疱，痛如火燎，由心肾不交，肝火内炽，流入膀胱而缠带脉也。"故中医治疗常辨证予清热利湿、健脾利湿、行气活血之中药内服，配合针刺、艾灸、拔罐、放血、外敷药等外治手段。

本病初起为红斑或红斑上呈簇集状小水疱时常伴剧烈疼痛，甚至局部皮肤触之痛甚，不敢接触衣被。以二味拔毒散外敷皮损处，既可清热燥湿，拔毒止痛，截断病程；又可抑制各类病原微生物，保护患处皮损，以免局部皮损破溃后造成皮肤感染。

【典型病例】 廖某，男，45岁。2018年10月9日初诊。主诉：左侧腰腹部红斑水疱伴疼痛2天。患者2天前无明显诱因出现左侧腰腹部红斑，上可见簇集状针尖大小水疱，疱壁紧张，内可见清澈透明疱液，伴有剧烈刺痛，疼痛放射至左侧臀部、大腿，局部皮肤烧灼感，触之痛甚，衣被不得近。口干口苦，午后至夜间痛甚，吹冷风后可稍缓解。纳可，眠差，小便调，大便秘结，3日一行，质硬色黑。舌红，苔黄腻，脉弦紧。患者曾自行至药店购买"阿昔洛韦软膏"外用后皮损及症状未见好转，为求进一步诊治，遂至门诊就诊。

专科检查：左侧腰、腹部可见大片呈条带状分布鲜红色斑，上可见簇集状针尖大小水疱，疱壁紧张，内可见清澈透明疱液，部分水疱受压破溃，伴有少量透明疱液渗出。局部皮肤皮温升高，触之灼手。皮损呈单侧分布，未超过前后正中线。皮损总面积约1200cm^2。

中医诊断：蛇串疮。

中医辨证：肝经郁热证。

西医诊断：带状疱疹性神经根炎。

治法：清热燥湿，解毒止痛。

内服方药：龙胆泻肝汤加减，具体方药如下：

龙胆草10g，炒栀子10g，黄芩15g，木通10g，泽泻15g，车前草15g，竹叶柴胡6g，生甘草6g，当归10g，生地黄10g，冬瓜子15g，薏苡仁15g，延胡索15g，姜黄10g。

3剂，水煎口服，每日三次，200ml/次，饭后半小时温服。

外治方药：二味拔毒散外敷皮损处。1日1次。

二诊：中药汤剂口服、二味拔毒散外敷3日后，左侧腰、腹部水疱大部分破溃消退，红斑颜色较前减淡，疼痛较前减轻，部分水疱处可见结痂。继续予龙胆泻肝汤加减口服，嘱停用二味拔毒散外敷，清淡饮食，皮损处忌搔抓、沾水，保持皮损处清洁干燥，待其脱痂愈合。2周后电话随访患者，诉皮损处大部已脱痂愈合，遗留少量棕褐色色素沉着，皮损处无疼痛瘙痒等不适。

【体会】本例患者皮损及症状表现相当典型，无须特殊辅助检查即可根据其典型的皮损及症状诊断并辨证为蛇串疮-肝经郁热证。本病发病率高，虽诊断不难，但疼痛对患者带来困扰极大，如何有效及时地止痛才是治疗本病的第一要务。

龙胆泻肝汤是清利肝胆湿热之名方，全方组方精妙，清热利湿之力强，又养血护阴防清利太过，尤宜于肝胆湿热所致各种内外妇儿疾病。二味拔毒散虽仅由两味药物组成，药少而效专。本病多起病急而病程短，雄黄及白矾两味有毒之品相配，拔毒止痛之效显著，正适合于截断本病病程；加之外用于患处，可避免雄黄、白矾内用毒性副作用，使药力直达病所，与内服中药相合清热燥湿解毒。

水疱消散后应尽量保全其疱壁，使破溃后糜烂面不外露，以降低感染发生的概率。二味拔毒散药力峻猛且偏于收敛干燥，可于红斑水疱时应用截断病程，固束邪毒，当水疱破溃、红斑渐消则不宜继续使用，以免损伤皮肤血肉，延缓肌肤修复新生。

二十五、七星丹

【方剂来源】炼丹术在我国已具有悠久的历史，最早可追溯于春秋战国前。《周礼·天官冢宰》中记载："凡疗疡以五毒攻之。"东汉末，郑玄在《周礼注疏·卷五·天官冢宰下》提及："五毒，五药之有毒者，今医方有五毒之药作之，合黄螯，置石胆、丹砂、雄黄、矾石、磁石其中，烧之三日夜，其烟上着，以鸡羽扫取之，以注创，恶肉碎，骨则尽出。"后世有人推断此"五毒"即为当时粗制的丹药，这是有关于外科丹药最早的文字记载。升丹为中医外科外用丹药的重要代表，最早由蒋示吉在《医宗说约》卷六中提出红升丹。《医宗金鉴》谓："疡医若无红白（红升丹、白降丹）二丹，决难立刻取效。"七星丹系成都中医药大学附属医院已故全国著名中医外科专家文琢之教授的经验方，钟老将其运用于临床治疗慢性皮肤溃疡、窦道、瘘管等难治性皮肤病，疗效显著。

【药物组成】煅石膏、寒水石各30g，硼砂、朱砂、轻粉、银珠、冰片各9g。

【使用方法】用聚维酮碘常规消毒，以生理盐水棉球清洗创面，轻拭去分泌物，将七星丹少许"飞"于疮面上，掺布多少，以古人"以见丹星"为标，后用无菌纱布包扎皮损，每日更换敷料 1 次。

【功效】提脓祛腐、解毒生肌。

【方义分析】银珠，又名灵砂等，辛，温，有毒。入心、肺、胃经。具有攻毒、杀虫、燥湿之功，方中取其攻毒之性为君。硼砂又名月石，甘、咸、凉，归肺、胃经，外用清热解毒、消肿防腐，内服用清肺化痰。朱砂，又名丹粟、辰砂等，甘，微寒，清心镇惊、安神解毒。此二药助银珠解毒消肿为臣。煅石膏为石膏的炮制品，甘、辛、涩，寒。归肺、胃经，具有收湿、生肌、敛疮、止血之功。寒水石又名凝水石、水石等，辛、咸、寒，归心、胃、肾经。有清热泻火、利窍消肿之效。轻粉、辛、寒，有毒，功可杀虫攻毒。此三药除可助攻毒之效外还可佐以敛疮生肌。冰片，辛、苦，微寒。归心、脾、肺经。外治有清热解毒、防腐生肌之功，方中为使。全方共奏提脓祛腐、解毒生肌之功。溃疡之症用之有脓则提脓祛腐，腐肉去则新肉生，无脓用之则助肉生新。各类溃疡均可使用，无须辨证，且有脓无脓均可。临床上治疗顽固性溃疡若纯用生肌收敛药物，有闭门留寇之嫌，且腐肉不去新肉难生；如单用拔脓去腐之品则创面久难收口，溃疡亦难以愈合。七星丹兼具二者之效，既可拔脓祛腐，又可促进局部气血循环，生肌敛口。

【现代研究】外用丹药在中医外科领域中有着极其重要的地位，升丹是其中重要的代表，因其很好的提脓去腐生肌功效运用于治疗各种疮疡。外用丹药的主要药物含重金属，大多医家认为丹药对肝肾功能等有一定的毒性及刺激性，限制了丹药的临床应用。七星丹中朱砂的主要成分为硫化汞，清黄元御《长沙药解》有言："朱砂，味甘，微寒，入手少阴心经，善安神魂，能止惊悸。"此外朱砂还有收敛生肌的作用。现代临床研究表明，外用朱砂具有抑制细菌生长、减轻炎症反应、促进生长因子分泌等作用，但其在临床上可能因使用的剂量、创面面积、治疗时间等导致汞蓄积。汞在不同形态下导致的汞中毒所表现的临床症状有所不同，其中以有机汞毒性最大，因其在全身可广泛分布，可造成严重的中枢神经系统及周围神经系统损伤；朱砂等含汞药物是以无机汞的形式存在，其对机体造成的损伤主要是损伤肝肾等代谢相关脏器。现代研究发现，经皮肤吸收所导致的汞中毒以亚急性中毒为主，皮肤过敏反应并不突出，部分患者首发疾病为肾系病。在治疗慢性皮肤溃疡时，七星丹中的含汞成分因皮肤的不完整性会通过皮肤吸收入血，若溃疡创面过大、治疗时间过长等将会在相应的器官中产生汞蓄积，尤其是蓄积在肾脏的近端小管和集合管。因此，确保外用七星丹的安全性十分必要。现代研究发现、外用七星丹治疗慢性皮肤溃疡具有比九一丹更高的安全性，证明七星丹治疗皮肤慢性溃疡具有安全性和有效性，具有客观数据支持。

同时，现代药理研究发现，煅石膏所含的钙离子有增强吞噬力的作用，所含的微量元素锌能促进创面的愈合；硼砂对皮肤黏膜有收敛保护作用，在体外对红色毛癣菌、石膏样毛癣菌及紫色毛癣菌有较强的抑制作用；朱砂、轻粉、冰片均有抑制及杀伤皮肤真菌的作用；冰片可以增加药物穿透皮肤的能力。其常用于各种体表溃疡，有脓无脓均可。七星丹兼具二类掺药之优点，既拔脓去腐，又能促进局部气血循环，助生肌长皮。本药性质平和，对溃疡无刺激性，在具体应用时，须注意药量及用药周期。

【主治疾病】

1. 慢性皮肤溃疡（臁疮）

慢性皮肤溃疡本质上是伤口在愈合过程中因静脉曲张、感染、糖尿病等各种因素影响而不能正常愈合所形成的慢性、难以愈合的创面。本病发病机制复杂，目前认为与外周血管疾病（尤其是下肢静脉曲张病）、骨质异常、外周神经疾病、与伤口愈合相关的蛋白质、创伤修复相关细胞因子通路失于调控、内皮细胞机能紊乱、微循环障碍等因素有关。据统计，2013 年全球因糖尿病造成的慢性皮肤溃疡有 3.82 亿人，预计到 2032 年这一数字将上升到 5.92 亿。目前，国内外治疗慢性皮肤溃疡的方法很多，如伤口敷料、皮肤移植、负压治疗及高压氧疗等，但仍缺乏高效、安全、简便、价廉的治疗方案。七星丹具有清热解毒、消肿止痛、祛腐生肌的功效，且临床操作简便，易于坚持，便于临床推广。

2. 糖尿病足（脱疽）

糖尿病足是糖尿病的慢性并发症，是糖尿病性神经病变、血管病变以及感染所共同作用的结果，又称之为糖尿病肢端坏疽。糖尿病足归属于中医学中"脱疽"的范畴。《诸病源候论·卷三十二》中记载："疽者，五脏不调所生也，故积聚成疽……发于足趾，名曰脱疽。"中医学认为本病以正气不足，气阴两虚为本，以络脉瘀阻、气血壅滞、湿热毒邪壅遏为标，以脉络瘀阻、血行不畅为病机关键。在此基础上形成了分期论治法及分型论治法。在外治方面，主要以

"去腐生肌"为主要大法。七星丹具有提脓祛腐、解毒生肌的功效，临床用于治疗糖尿病足疗效显著。

【典型病例】张某，男，73 岁，2018 年 6 月 4 日初诊。主诉：反复左下肢发黑肿胀 14$^+$年，加重伴溃疡 4$^+$年。14$^+$年前患者因左下肢"软组织恶性肿瘤"于当地医院行放疗治疗后，出现左小腿外侧发黑，未见肿胀，未述明显疼痛。12$^+$年前，患者自诉热水烫洗后，出现左下肢肿胀、坠胀疼痛，患者遂于当地医院就诊，予以肌注+口服药物（具体不详）治疗，病情好转后出院。4$^+$年前患者无明显诱因出现左下肢肿胀，渗液、溃烂，患者于当地医院行住院治疗，病情好转后出院，后长期于当地医院口服药物（具体不详），配合皮损处常规换药治疗，治疗后左下肢肿胀稍缓解，但溃疡未愈合。患者期间多次于医院寻求相关诊疗，皮损未见明显好转，溃疡面进一步扩大。患者精神状况良好，纳眠尚可，大便不规律，2 日一解，小便黄，舌红，苔黄腻，脉濡数。

专科检查：患者左下肢小腿部皮肤发黑、肿胀，偶感疼痛，可见一直径 4cm×8cm，深约 0.8cm 溃疡面，基底部微红，伴黄色、血性渗液，可闻及腥臭味，溃疡周围可见黑色痂壳，痂壳与溃疡剥离，溃疡周围皮肤红肿，边界不清，皮损处压痛明显，压之可见黄色黏稠分泌物渗出，皮损总面积约为 100cm^2，渗液面积约为 80cm^2。

辅助检查：左下肢 CT 平扫见：左下肢软组织肿胀、密度不均，结构紊乱，小腿外侧缘局部软组织缺如。左胫腓骨全段骨质增生硬化明显，并广泛散在骨质虫噬状破坏。

中医诊断：臁疮。

中医辨证：湿热瘀结证。

西医诊断：1. 慢性皮肤溃疡（放疗后）。2. 软组织恶性肿瘤术后放疗后。

内服方药：予以小蓟饮子加减，具体方药如下：

栀子 10g，生地黄 10g，牡丹皮 10g，赤芍 15g，仙鹤草 15g，白茅根 30g，蒲黄炭 10g，地榆炭 10g，小蓟 10g，蜜桑白皮 15g，生甘草 3g，余甘子 9g，荞麦花粉 3g。

6 剂，水煎服，日 3 次，200ml/次，饭后半小时温服。

外治方法：早期溃疡分泌物较多，予以聚维酮碘常规消毒，以生理盐水无菌棉球清洗创面，轻拭去分泌物，再"飞"少量七星丹于溃疡面，叠加庆大霉素纱条湿敷，外敷无菌纱布，每天换药一次。4 天后，换药后以无菌剪刀修剪溃疡及周围痂壳。10 天后溃疡面可见少量白色分泌物，未闻及明显腥臭味，溃疡基底部可见少许红色肉芽组织生长，肉芽新鲜，继续予以七星丹"飞"于创面上。30 天后，可见小腿溃疡基底面散在淡红色新生肉芽组织，肉芽组织生长良好，分泌物较前明显减少，溃疡面均较前明显变浅，患者自觉创面及周围皮肤有瘙痒感。40 天后小腿处溃疡周围无红肿，周围皮肤暗褐色，部分痂壳脱落，溃疡基底面红色肉芽组织部分已长平，触之无出血，周围部分表皮生长伴结痂，更改为外"飞"七星丹 2~3 日 1 次。

复诊：后患者长期于我院行换药+外用七星丹治疗，3$^+$月后，患者小腿处皮肤坏死组织均已脱落，新生肉芽组织生长良好，溃疡面已大部分愈合，皮损面积较前明显缩小，可见 2cm×4cm，深约 0.3cm 的溃疡面。

【体会】皮肤溃疡发病机制复杂，治疗周期较长，长期治疗对患者及其家属会造成极大的经济压力和心理负担，对患者及其家属的身心都会造成影响。目前，尚无一种高效而无副作用且价廉、方便的治疗方法。七星丹具有清热解毒、消肿止痛、祛腐生肌的功效，其治疗皮肤慢性溃疡具有安全性和有效性，具有客观数据支持，且临床操作简便，易于坚持，便于临床推广。